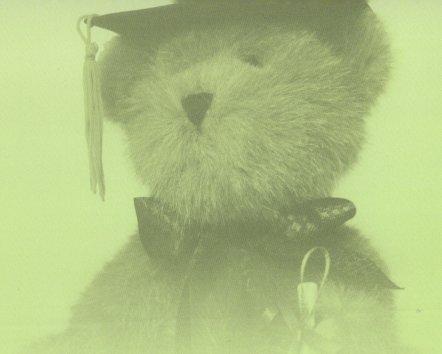

Minhas primeiras conquistas

As etapas do desenvolvimento
de nossos filhos, de zero a três anos

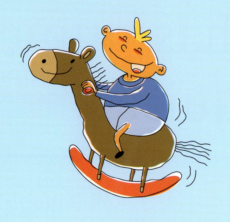

Montserrat Rizo

Minhas primeiras conquistas

As etapas do desenvolvimento
de nossos filhos, de zero a três anos

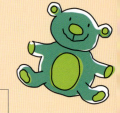

Dados Internacionais de Catalogação na Publicação (CIP)
(Câmara Brasileira do Livro, SP, Brasil)

Rizo, Montserrat
  Minhas primeiras conquistas : as etapas do desenvolvimento de nossos filhos, de zero a três anos / Montserrat Rizo ; [tradução Maria Luisa Garcia Prada]. – São Paulo : Paulinas, 2011. – (Coleção conviver)

  Título original: Mis primeras conquistas : desarollo y estimulación del niño de 0 a 3 años
  ISBN 978-85-356-2908-8

  1. Bebês - Desenvolvimento 2. Crianças - Desenvolvimento 3. Psicologia infantil I. Título. II. Série.

11-10246   CDD-155.422

Índice para catálogo sistemático:
1. Crianças : Desenvolvimento : 0 a 3 anos : Psicologia infantil   155.422

Título original da obra: *Mis primeras conquistas: desarollo y estimulación del niño de 0 a 3 años*
© 2004 Parramón Ediciones, S.A. Barcelona, España.

1ª edição – 2011
1ª reimpressão – 2017

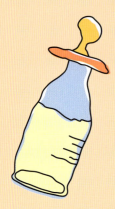

Direção-geral: *Bernadete Boff*
Editora responsável: *Andréia Schweitzer*
Tradução: *Maria Luisa Garcia Prada*
Copidesque: *Mônica Elaine G. S. da Costa*
Coordenação de revisão: *Marina Mendonça*
Revisão: *Sandra Sinzato*
Gerente de produção: *Felício Calegaro Neto*
Projeto gráfico: *Manuel Rebelato Miramontes*
Ilustrações: *Marta Huguet*

Nenhuma parte desta obra poderá ser reproduzida ou transmitida por qualquer forma e/ou quaisquer meios (eletrônico ou mecânico, incluindo fotocópia e gravação) ou arquivada em qualquer sistema ou banco de dados sem permissão escrita da Editora. Direitos reservados.

Paulinas
Rua Dona Inácia Uchoa, 62
04110-020 – São Paulo – SP (Brasil)
Tel.: (11) 2125-3500
http://www.paulinas.org.br – editora@paulinas.com.br
Telemarketing e SAC: 0800-7010081

© Pia Sociedade Filhas de São Paulo – São Paulo, 2011

Apresentação

Conquistar o mundo não é uma tarefa fácil diante da dificuldade que um simples e pequeno passo pode representar.

Entretanto, ao nascer, temos potencial suficiente para escalar uma montanha altíssima, atravessar o oceano em uma canoa de juncos ou escrever um romance de mil páginas.

Para o recém-nascido, tudo, absolutamente tudo, é novo e surpreendente. E o mais admirável é a rapidez e a facilidade espantosas com que os bebês assimilam as experiências e as incorporam em sua memória. Isso acontece graças ao amadurecimento do sistema nervoso, sua plasticidade e a capacidade congênita do ser humano de se adaptar a novos ambientes e culturas.

Neste livro conheceremos cada uma das proezas, façanhas e aventuras do pequeno ser, desde sua chegada ao mundo até alcançar certa autonomia. A análise de cada fase de seu desenvolvimento nos dará a oportunidade de descobrir qual será seu próximo passo, o que devemos esperar em cada período e também como motivá-lo para que seu processo de aprendizagem seja harmonioso e regular.

Também aprenderemos técnicas de motivação, brincadeiras para todo tipo de ocasiões e, ainda, atividades para quando todos os recursos parecerem esgotados. Desse modo, não seremos simples espectadores das conquistas de nosso filho; ao contrário, nos tornaremos protagonistas junto com ele.

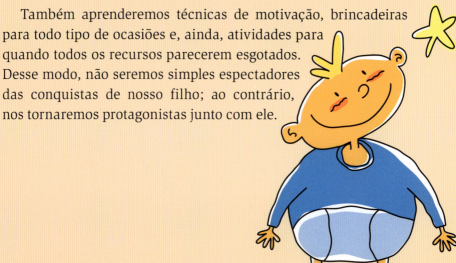

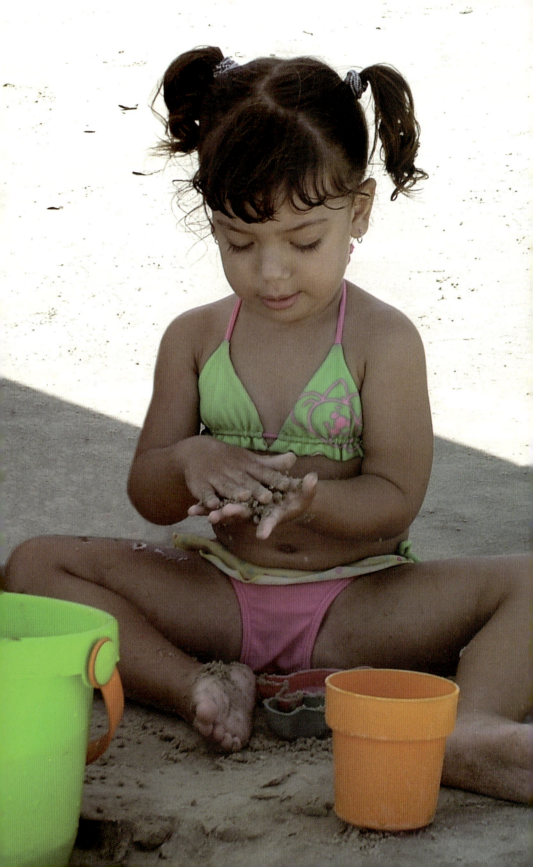

Sumário

A CAPACIDADE DE SENTIR

1. Da vida intrauterina ao mundo exterior 10
2. Os sentidos são as minhas antenas 16
3. Estou dizendo como me sinto 26
4. Algumas fases são críticas 32
5. Para ter certeza de que está tudo bem 34

A CONQUISTA DO ESPAÇO

1. A genética não é tudo 46
2. As mãos e os pés me tornaram mais humano 52
3. Pequenas conquistas, grandes façanhas 60
4. O caminho até os três anos 70
5. Carregadores, carrinhos,
   cercados e cadeiras de alimentação 74
6. Para ter certeza de que está tudo bem 80

PENSO, LOGO EXISTO

1. Quando começo a pensar 86
2. Escutar, pensar e falar 92
3. Brincadeiras e brinquedos 98
4. Canções e histórias 108
5. Também podemos brincar em casa 112

JÁ SOU GRANDE

1. O papel educativo dos pais 122
2. O longo caminho para a autonomia pessoal 128
3. Já sei comer sozinho! 134
4. Adeus, fraldas! 140
5. Vencer o medo é uma grande batalha 146
6. Para ter certeza de que está tudo bem 150

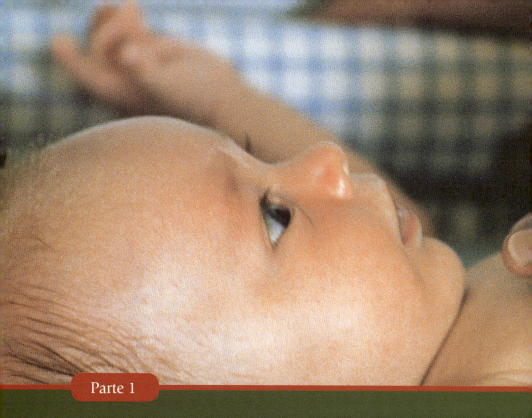

Parte 1

A capacidade de sentir

1. Da vida intrauterina ao mundo exterior
2. Os sentidos são as minhas antenas
3. Estou dizendo como me sinto
4. Algumas fases são críticas
5. Para ter certeza de que está tudo bem

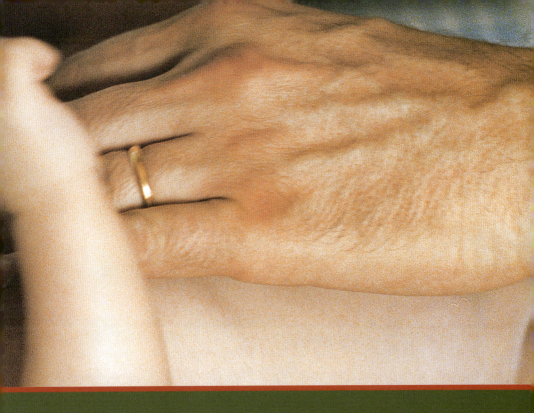

Do momento da concepção até o nascimento transcorre um período de gestação de quarenta semanas lunares ou nove meses solares.

Durante esse tempo, um novo ser está sendo formado, dotado de uma identidade única e singular, fruto da união entre óvulo e espermatozoide.

A partir daí, e ao longo das primeiras fases da vida, assistiremos a processos realmente maravilhosos. A criação de órgãos e estruturas, o desenvolvimento da visão e da audição, as primeiras palavras, as primeiras tentativas de engatinhar etc. Tudo é uma enorme conquista que os pais observam com emoção, enquanto acompanham o novo ser em seu aprendizado.

E, para nos explicar passo a passo todos os detalhes desse processo admirável, único e inacreditável, ninguém melhor que o próprio protagonista – o bebê.

1. Da vida intrauterina ao mundo exterior

O milagre da vida

Realmente é um milagre que a fusão de duas células possa produzir uma transformação tão grande, capaz de gerar um ser único e exclusivo, com um potencial infinito de qualidades e habilidades a desenvolver.

Antes de nascer, passei por diversos estágios evolutivos: no começo era como um peixinho, feliz em meu reino aquático; depois, virei uma espécie de anfíbio e, finalmente, quando já estava em seus braços, havia me transformado no mamífero que serei pelo resto de minha vida.

Em uma primeira etapa, meu crescimento foi qualitativo: as células iniciais foram se multiplicando até adquirir a forma humana, por volta de dezesseis semanas de gestação. Em uma segunda etapa, meu crescimento foi quantitativo: fui crescendo de modo espetacular até alcançar o peso de aproximadamente três quilos e a altura de cinquenta centímetros. Isso aconteceu entre as semanas trinta e oito e quarenta de gestação.

Hora de nascer!

O espaço ocupado por meu corpo ficou pequeno, então começa a difícil tarefa de nascer. O esforço físico que terei de fazer será tão grande que, se já fosse adulto, meus órgãos não poderiam suportar.

O corpo da mamãe se prepara para me ajudar nesse curto e decisivo trajeto. Após momentos de tensão e um último esforço conjunto, coloco a cabeça para fora; um último empurrão e, por fim, nasci! Que bom estar com vocês!

No começo, tudo é muito estranho para mim. Tenho de me adaptar a um meio diferente em pouquíssimo tempo: preciso encher os pulmões de ar pela primeira vez e, com isso, acionar um mecanismo muito sofisticado que fará com que o meu sistema respiratório comece a funcionar.

A força da gravidade atrai meu corpo para baixo, noto uma mudança de temperatura, percebo luzes e sons muito diferentes. De repente, vejo imagens meio apagadas e ouço vozes que me parecem familiares: pudera, são a mamãe e o papai! Seus carinhosos braços acalmam meu choro e me transmitem a segurança e a confiança que necessito para iniciar esta nova etapa da minha vida.

Depois de nove meses de preparação, finalmente podemos nos ver. A partir desse momento, começa para nós três um período de aprendizagem e adaptação, e, acima de tudo, uma etapa de grandes conquistas.

A obra mais perfeita do universo

Mas como foi que eu cheguei até aqui?

É um verdadeiro mistério o modo como meu corpo se desenvolveu. As células iniciais foram se multiplicando e adaptando-se para realizar a função para a qual foram programadas. Esse fenômeno é chamado de amadurecimento. Depois surgiram os ossos, o coração, os músculos, os olhos e o cérebro.

- **O primeiro batimento.** Com quatro semanas de gestação, meu coração bateu pela primeira vez.
- **De embrião a feto.** Passadas oito semanas, minha cabeça era desproporcionalmente maior que meu corpo, que nessa fase

media em torno de três centímetros. Deixei de ser um embrião e passei a ser um feto.

- **Uma redoma de vidro.** Com doze semanas já se diferenciavam os dedos das mãos e dos pés. A partir daí, a mamãe teve de tomar muito cuidado com os remédios, os produtos tóxicos, as doenças e as quedas, que poderiam afetar meu frágil corpo em formação.

- **É menino/a!** Com dezesseis semanas media quinze centímetros e pesava pouco mais de cem gramas. Meu esqueleto estava formado e os órgãos genitais já mostravam se eu seria menina ou menino. Começava a ter forma humana! Mamãe passou a sentir meus movimentos, e foi um acontecimento o dia em que o papai pôde me ver na ultrassonografia.

- **Chutes.** Por volta do quinto mês, meu corpo havia crescido e estava com uns trinta centímetros de altura e seiscentos gramas de peso. Flutuando suavemente no líquido amniótico, era capaz de dar chutes, dançar e dormir, embalado pelas vozes do papai e da mamãe conversando perto de mim.

- **Um grande trabalho.** Com vinte e seis semanas de gestação media uns quarenta centímetros e pesava quase um quilo. Todo o meu corpo havia trabalhado de maneira meticulosa e artesanal na construção de todos os elementos necessários para minha nova vida.

Preparando-me para vir ao mundo

Poderia até ter nascido nesse momento, mas meu corpo ainda era frágil e muito imaturo.

A partir daí todos os meus mecanismos começaram a trabalhar em ritmo vertiginoso: em doze semanas o peso do meu corpo triplicou, mas só cresci entre dez e quatorze centímetros. Quando a mamãe falava comigo, eu me mexia para, a meu modo, demonstrar que eu a estava ouvindo, e as batidas ritmadas do seu coração eram a minha canção de ninar. Com a boca entreaberta saboreava o suave líquido que me envolvia e colocava o polegar na boca para treinar a sucção.

Nessa fase eu tinha aproximadamente cem milhões de neurônios que, em pequenos grupos, se conectavam entre si para que todo o meu corpo funcionasse com precisão. É necessário cuidar muito bem deles, porque são as únicas células que não se regeneram após uma lesão. Precisarei deles durante toda a vida!

Dentro da família dos mamíferos, à qual pertenço, sou o filhote mais imaturo. Durante um longo período vou depender dos adultos para cuidar de mim e me alimentar. Esse fato faz com que meus órgãos sensoriais e meus neurônios evoluam mais que os de outros seres vivos.

Nascemos hoje mais espertos que antigamente?

Bem, não sei se mais espertos, mas com certeza somos mais rápidos e curiosos a respeito de tudo que nos cerca. Logo ao nascer abrimos os olhos, depois de algumas horas levantamos a cabeça e somos mais receptivos ao ambiente em relação ao que éramos há apenas cinquenta anos. Minhas vovós confirmam isso dizendo: "Que olhinhos mais observadores!".

Existem várias hipóteses que explicariam isso:

- Devido à alta taxa de mortalidade infantil registrada ao longo da história, antigamente se acreditava que a mulher devia comer muito durante a gravidez para que o bebê fosse maior nos primeiros meses de vida. Entretanto, naturalmente, isso tornava o parto bastante traumático para os dois. Hoje em dia, tanto a gravidez quanto o parto são uma experiência bem menos dolorosa. Por isso, os bebês de hoje são mais receptivos aos estímulos externos logo ao nascer.

- Outra maneira de explicar a lentidão dos bebês em épocas passadas é a ausência de estimulação por parte dos adultos, que acreditavam que seres tão pequeninos só precisassem estar alimentados, limpos e protegidos.

Atualmente, os estímulos são múltiplos e variados já durante a gestação: a minha mãe, por exemplo, ouvia música clássica nos momentos de descanso; foi assim que comecei a apreciar e reconhecer as obras-primas desse gênero musical, algo que, certamente, me acompanhará durante toda a vida.

Desde o nascimento, os adultos conversam com a gente, nos tocam, balançam, fazem carinhos... Sabem que nosso potencial é imenso e que é indispensável demonstrar essa confiança para despertar nossa curiosidade – a chave da inteligência.

Que bebê lindo!

Apesar de estarmos acostumados a ouvir essa expressão todas as vezes que alguém se aproxima de um recém-nascido, a maioria dos bebês apresenta traços, em consequência do próprio nascimento, um pouco distantes do modelo de beleza que estamos acostumados a ver nos anúncios publicitários.

Contudo, nada disso deve preocupar-nos:

- **Cabeça.** Pode ter a forma de um pepino (alongada e estreita) e no meio é mole porque os ossos do crânio ainda não se uniram. Isso ajuda na hora do parto e no crescimento do cérebro. Nos primeiros meses esses ossos se fecham definitivamente e a cabeça assume a forma arredondada.
- **Pele.** Tem um aspecto enrugado e avermelhado. É normal que o bebê tenha alguma mancha (na testa, no nariz, nas pálpebras etc.) que, em geral, desaparece durante o primeiro ano de vida.
- **Cabelo.** Apesar de alguns bebês nascerem com muito mais cabelo que outros, esse primeiro cabelinho acabará caindo. Frequentemente, a cor também muda.
- **Mamas.** Tanto as meninas como os meninos recém-nascidos podem ter os peitinhos inchados, os quais algumas vezes chegam a secretar algumas gotas de leite. É normal e se deve às alterações hormonais produzidas no nascimento. Não é preciso se assustar, isso é passageiro.
- **Genitais.** Podem estar inchados e, no caso das meninas, sangrar um pouco.

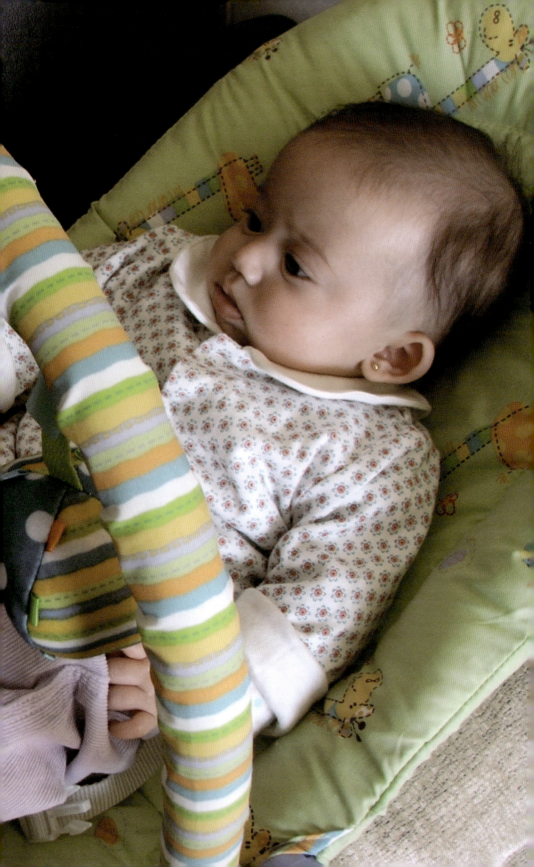

2. Os sentidos são as minhas antenas

Do doce ao salgado

Cada espécie animal está dotada de capacidades sensoriais específicas. Meus sentidos e órgãos estão preparados para receber as sensações próprias dos seres humanos.

Através deles percebo as informações dos estímulos externos. No começo, os órgãos sensoriais do sistema nervoso central recebem a informação dos sentidos e elaboram uma resposta, que pode ser um gesto, um som ou um movimento. Alguns desses órgãos começam a funcionar na vida intrauterina (é o caso do olfato e do paladar), enquanto outros se desenvolvem após o parto.

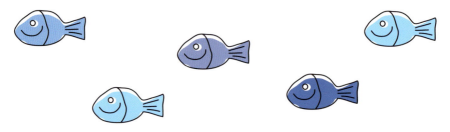

E como funcionam as minhas "antenas"?

O olfato funciona graças a uma glândula situada dentro do nariz que detecta os odores. Mexo e franzo o nariz quando são muito fortes. Por isso, não é bom que existam cheiros artificiais muito marcantes na casa, porque podem alterar minhas delicadas mucosas.

A língua é o órgão responsável pelo paladar e se divide em quatro diferentes regiões de sensação: o sabor doce é sentido na ponta; o amargo, no fundo; o salgado, na parte da frente, com exceção da ponta; e o azedo ou ácido, nas laterais.

Ah! Falando de sabores... Caso eu comece a me alimentar com o leite da mamãe, isso me trará muitos benefícios. Ele tem todos os ingredientes necessários para nutrir meu corpo, transmite defesas para prevenir possíveis doenças no futuro e seu sabor doce o torna agradável e digestivo.

Mas há um detalhe! Através do leite acabo absorvendo tudo o que você comeu ou bebeu; portanto, por favor, não fume, não abuse de pimenta ou café, não tome bebidas alcoólicas e cuidado com os medicamentos, porque muitas dessas substâncias são impróprias para mim!

Caso você precise me alimentar com a mamadeira, segure-me bem pertinho do seu peito enquanto eu mamo, assim ouvirei as batidas do seu coração, sentirei seu calor e irei distinguindo quem está me alimentando, se é a mamãe ou o papai.

Quando eu começar a comer papinhas, prepare-as com um tipo de alimento de cada vez. Aos poucos você poderá acrescentar outros, de sabores suaves. É que, no começo, tudo vai ser novo e eu preciso me acostumar com os diferentes gostos.

Lembre-se também que levarei vários anos para aceitar alimentos com sabor azedo e amargo.

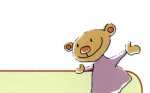

Mastigar ajuda a falar

O amadurecimento das estruturas anatômicas responsáveis pela fala, como o paladar, a língua, os maxilares e a laringe, precisa ser acompanhado do avanço na alimentação: sugar, beber, deglutir e mastigar.

A partir dos oito ou dez meses (de acordo com a orientação do pediatra) devemos acrescentar à alimentação do bebê as carnes um pouco desfeitas ou picadas, o peixe desfiado, os legumes e as frutas amassadas com o garfo. A partir dos dezoito meses, quando os dentes já nasceram, será necessário ir retirando as mamadeiras.

Da audição à fala

Ao nascer, o ouvido já está bem estruturado e é capaz de distinguir vários sons, os quais, aos poucos, irão me informando sobre o que acontece à minha volta: a voz da mamãe, do papai, da vovó, o liquidificador, o telefone, o som dos meus brinquedos... Vou virar a cabeça e o corpo para localizá-los cada vez com maior rapidez e precisão.

No primeiro ano vou memorizar e armazenar os sons que me parecem mais interessantes, para depois começar a imitá-los.

Quando você me ensina canções como *Meus dedinhos*, mexendo as mãos enquanto canta, procuro imitar seus gestos, mas isso ainda é difícil para mim; começo mexendo as mãos enquanto você canta, volto a mexê-las como pedindo que cante de novo, depois de um tempo aprendo a balbuciá-las e, lá pelos três anos, já podemos formar uma dupla.

Para conseguir falar, preciso aprender a escutar você falar. A fala contém tantas coisas: as expressões, a fonética, a carga emocional das palavras...

De maneira espontânea começo a emitir sons: "Mamama, mamã, mamãe..." e "Papapa, papá, papai...". E ao ver que todos acham tanta graça, não paro de repeti-los até me dar conta de que servem para chamar vocês.

Se passar mais tempo com a mamãe e ela repetir a palavra papai para chamá-lo, logo farei o mesmo; e se ela me ensinar a chamá-la, também aprenderei rapidamente.

Pode ser que um dia vocês se surpreendam ao ver que aprendi algumas palavras impróprias para crianças, ou seja, palavrões. Embora para mim não tenham nenhum sentido, consigo gravá-las porque os adultos colocam nelas muita carga emocional. Algumas pessoas acham graça e me pedem para repetir, mas, depois, quando eu tiver entre dois e três anos, dirão que não posso falar esse tipo de coisa. Que confusão!

Da visão ao entendimento

Com poucas horas de vida meus olhos podem perceber a luz, e passadas as primeiras semanas consigo distinguir cores e formas a uma distância de vinte centímetros. Isso é muito necessário, já que estou preparado para distinguir o contorno do rosto humano sobreposto a outras imagens, e preciso memorizar as feições das pessoas para reconhecê-las. Entre os três e os seis meses, minha visão se consolida. Agora tenho de prestar atenção em tudo para poder reconhecer as coisas e entendê-las. A partir dos seis meses quero pegar tudo o que vejo e levar à boca, assim começo a identificar as características dos objetos.

Também faço isso porque começam a despontar meus primeiros dentes e morder acalma a incômoda dor das gengivas. A partir dos nove meses, começo a engatinhar; é emocionante descobrir todas as coisas que estão no chão! Pegá-las e explorá-las agiliza meu pensamento. O primeiro ano de vida corresponde a uma etapa muito rica em aquisições. Diante de qualquer descoberta ou conquista, manifesto-me com uma explosão de sons e gestos.

Dos dois aos três anos já controlo um pouco mais minhas emoções e solicito a sua atenção diante de uma atividade nova: "Mamãe, vem"; "Papai, olha o que estou fazendo"; "Mamãe, olha como eu pulo".

O contato corporal

O contato corporal é imprescindível para crescer em harmonia.

O toque de nossas mãos transmite ao bebê uma grande calma. Por meio do abraço, por exemplo, aprende a associar as sensações corporais com o afeto e sente-se amado.

A pele para sentir você

A pele que recobre meu corpo é formada, entre outras coisas, por alguns receptores que me permitem perceber as sensações e me proteger. Por exemplo, se aproximo minha mãozinha de alguma coisa muito quente ou que produza dor, minhas fibras sensitivas informam o sistema nervoso, que responde com um sinal: "Ai!", e rapidamente retiro a mão dali.

É também pela pele que sinto suas mãos, que me transmitem segurança e afeto. Por isso, adoro massagens, que me ajudam a conhecer meu corpo, podem aliviar alguma dor de barriga, me acalmam quando estou inquieto, ajudam-me a dormir e a descobrir o prazer de estarmos juntos. As minhas mãos têm uma sensibilidade especial para assimilar a qualidade das coisas e dos brinquedos, a pele macia da mamãe e a barba do papai...

Brincadeiras à flor da pele

Agora, vou sugerir algumas brincadeiras que me ajudarão a identificar as diferentes sensações captadas pela minha pele, sem falar que são muito divertidas! Não se esqueça de verificar antes a temperatura do quarto.

- **Cócegas travessas**. Com uma escovinha de cerdas macias e naturais, acaricie minha pele e veja como presto atenção. Quase não me mexerei. Vá devagar e com muito cuidado para não me incomodar; lembre-se de que não gosto de movimentos bruscos.

- **O bichinho**. Adoro essa brincadeira! Seus dedos avançam lentamente por minha mão e meu braço, como se fosse um bichinho, até chegar à minha axila. As sensações que isso produz em mim são muito agradáveis e também aprendo a antever o que vai acontecer. Você verá que depois de repetir a brincadeira algumas vezes começo a rir antes mesmo que seus dedos alcancem o objetivo.

- **Chuva!** Cada vez gosto mais da água. Experimente salpicar--me umas gotas com a esponja e observe minha reação. Primeiro vou ficar quieto, mas em seguida o movimento de minhas pernas mostrará o quanto estou contente.

- **Rola, bola!** Role uma pequena bola de borracha por meu braço e minhas costas. No começo ela parece um pouco fria, mas adoro as cócegas que provoca.

- **Plumas, gazes e lencinhos de seda.** Vale tudo. Com eles aprenderei o quanto podem ser variadas as carícias. Percorra minhas pernas, costas e bochechas com esses objetos e serei a pessoa mais feliz do mundo!

Minha memória sensorial

À medida que me relaciono com o ambiente, vou reconhecendo, associando e memorizando alguns estímulos; outros vão sendo descartados ou porque não me interessam ou porque ainda não estou preparado para assimilá-los.

Esse processo vai criando a lembrança de minhas experiências com o ambiente: minha história pessoal. Assim, o som da voz da mamãe durante a minha vida intrauterina ficará gravado em minha memória e me ajudará a desenvolver o idioma materno. Inclusive, anos depois, como já mencionei anteriormente, serei capaz de reconhecer algumas músicas que ouvia quando ainda estava na barriga dela.

No meu ritmo, integro cada experiência

Os estímulos do ambiente e a relação com as pessoas adultas e com os objetos ao meu redor me ajudam a reconhecer meu corpo, a controlar minhas emoções e estimulam minhas conexões neuronais. Determinados estímulos me provocam curiosidade; outros, segurança; e alguns, se forem muito bruscos ou excederem minha capacidade sensorial, podem dar medo.

De acordo com alguns autores, a emoção é uma resposta psico-orgânica ante os estímulos externos. Como todos os bebês, sou basicamente emocional porque respondo com gestos, movimentos, choro, gritos e risos diante de qualquer agente externo. É assim que me comunico. Entretanto, aos poucos, associarei e relacionarei os estímulos recebidos e elaborarei respostas mais complexas.

Com a sua ajuda começo a me construir

Para alcançar um desenvolvimento harmônico, preciso aprender estratégias específicas para cada nova experiência que o ambiente me propõe, para cada novo desafio. A mudança da alimentação, a relação com os adultos, os cheiros, a insônia, o berçário, a escolinha, o nascimento de um irmãozinho ou irmãzinha... Assimilar cada uma dessas situações pode resultar em prazer ou dificuldade. Mas se você está por perto, se escuto suas palavras de apoio e brincamos juntos, então os problemas se tornam pequenos para mim!

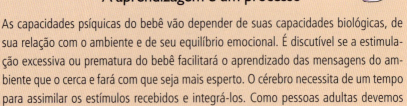

A aprendizagem é um processo

As capacidades psíquicas do bebê vão depender de suas capacidades biológicas, de sua relação com o ambiente e de seu equilíbrio emocional. É discutível se a estimulação excessiva ou prematura do bebê facilitará o aprendizado das mensagens do ambiente que o cerca e fará com que seja mais esperto. O cérebro necessita de um tempo para assimilar os estímulos recebidos e integrá-los. Como pessoas adultas devemos saber encontrar o equilíbrio entre os estímulos que oferecemos ao nosso filho e as nossas próprias expectativas com relação às suas aquisições.

Minhas possibilidades e meus limites

São vocês, papai e mamãe, que estão comigo nestes primeiros anos de vida, os responsáveis por dar sentido a minhas conquistas e me proporcionar o apoio emocional necessário. Vocês me animam a seguir em frente, quando isso é possível, e me avisam quando estou em perigo.

Meu potencial é enorme, mas preciso de vocês para aprender a controlá-lo e tirar dele o melhor proveito. Não convém propor-me desafios excessivos para a minha idade, os quais podem se transformar em verdadeiros obstáculos ao meu desenvolvimento. Aproveitem cada uma de nossas brincadeiras e experiências cotidianas para promover meu aprendizado espontâneo e assentar as bases para um bom aprendizado no futuro.

A seguir, sugiro algumas ideias para estimular adequadamente o meu desenvolvimento:

- **Seus carinhos.** Adoro quando você me acaricia, me pega no colo e me balança. Se seus olhos encontram os meus, dedico-lhe um de meus melhores sorrisos. E, na hora de mamar, você aproveita para me fazer sentir especial.

- **Sua voz.** Fale comigo, cante para mim. A sua voz é a melhor das melodias e ajuda a me acalmar quando estou inquieto. Embora no começo não consiga responder, escuto com muita atenção e vou reconhecendo os sons mais habituais. Com o tempo emitirei respostas com alguns sons e mais tarde com minhas próprias palavras.

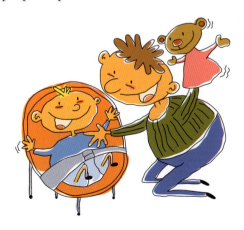

- **Suas brincadeiras.** Qualquer objeto pode se transformar em um emocionante brinquedo para mim. Preciso que você estimule minha curiosidade e a vontade de conhecer tudo que está a minha volta. Procure prestar atenção para reconhecer minhas tentativas de começar uma brincadeira.
- **Suas historinhas.** Talvez você pense que ainda sou muito pequeno, mas as ilustrações dos livros que me mostra me fascinam, já desde os quatro meses. As fotos das revistas são irresistíveis, e as do álbum de família, então...! Mas convém mantê-las num álbum antes de deixá-las ao meu alcance!
- **Seu mundo.** O seu mundo é novo para mim. À medida que você me mostra e dá nomes às coisas, tenho a oportunidade de participar dele também. Converse comigo sobre as diferentes emoções que me invadem e fale também das suas! Com isso estará educando a minha inteligência emocional.

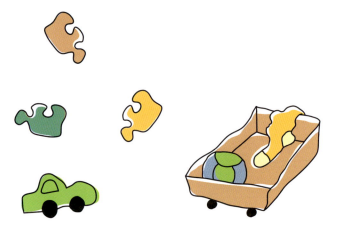

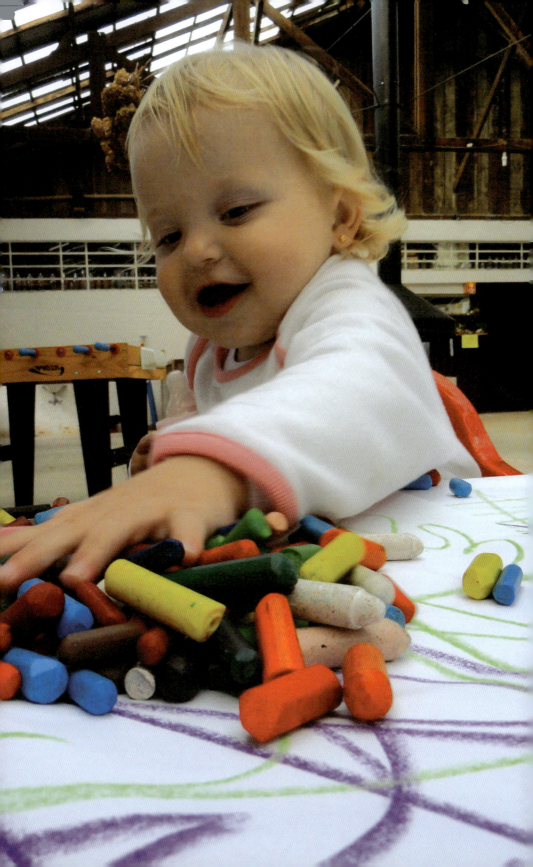

3. Estou dizendo como me sinto

Chorar é a minha maneira de chamar você

O choro é a minha primeira forma de comunicação. Quase todas as crianças vêm ao mundo chorando.

Existem muitas maneiras de chorar e aos poucos você irá reconhecendo cada uma delas: eu choro se estou com fome, sono, quando minha barriguinha dói, ou simplesmente porque quero ficar perto de você. Lembre-se que durante minhas primeiras semanas de vida me sinto um pouco estranho em meu novo ambiente, e sua voz e seus abraços me dão muita segurança e tranquilidade.

Quando você entende por que estou chorando e responde ao meu chamado, estabelece-se um laço de cumplicidade entre nós. Conforme vou crescendo, choro mais alto e, com frequência, me mostro impaciente; é que ainda não aprendi a esperar.

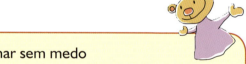

Amar sem medo

Existe a falsa crença de que, se a criança chora e nós a consolamos, ela se acostuma e só quer ficar no colo; ou se cantamos uma canção ou lemos uma história, quando a colocamos no berço, ela nunca mais vai querer dormir sozinha. Existem idades para tudo e nós, como pais, temos de ir encontrando a melhor forma de ajudar nosso filho a crescer desfrutando e compartilhando com ele os bons e os maus momentos. A infância é uma etapa fugaz e decisiva na formação da estabilidade emocional do pequeno.

Por que choro?

- **Impaciência.** As crianças, em seu primeiro ano de vida, vivem apenas no presente; para nós não existe o conceito de tempo. Não se aflija. Se você me explicar que está fazendo a papinha, que ainda é cedo para comer, ou que está se arrumando para sairmos, ao ouvir a sua voz, ver você e sentir suas mãos, vou aprendendo a esperar.

- **Inquietação.** Algumas vezes choro porque não sei como explicar o que sinto; estou crescendo e o mundo parece complicado para mim. Preciso aprender a me relacionar através de sons e gestos com as pessoas adultas para que me respondam, mas... eu sei, às vezes exagero!
- **Dor.** Sei que o meu choro desperta ansiedade e dúvida. Tente compreender e pense que, quando choro à noite, talvez esteja com dor de barriga ou de ouvido.
- **Fome.** Quando choro no meio da noite, muitas vezes pode ser que esteja com fome. Estou crescendo e sou bem guloso!
- **Medo**. Ao longo do primeiro ano de vida você observará que tenho uma série de medos, que são congênitos na maior parte dos bebês. Se você me acalmar e explicar aquilo que imagina que está acontecendo, no momento oportuno eles desaparecerão. Seu exemplo é muito importante; portanto, tente não ser uma mamãe excessivamente protetora, angustiada ou indiferente diante do que estou sentindo. Ofereça-me um ambiente descontraído e tente me acalmar.

Quando completar dois anos, começarei a explicar o que sinto e o que quero, e também nessa época terei meus primeiros pesadelos, imaginarei meu quarto cheio de monstros e precisarei ter você ao meu lado para me acalmar.

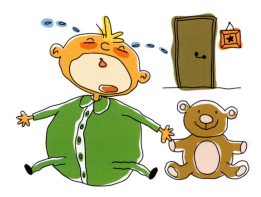

> **Medos do bebê**
>
> - **O ambiente.** Ruídos fortes, luzes intensas, mudança da rotina. A recomendação é manter uma ordem cotidiana que o bebê possa prever e afastá-lo dos ambientes com barulho intenso e luzes muito fortes. É importante levar isso em conta ao planejar onde ficará o seu quarto.
>
> - **A água.** É um medo adquirido que nem todos os bebês demonstram; muitos adoram a água. O melhor é transformar a hora do banho em uma situação muito agradável (brinquedos, jogos, carinhos etc.), para que ele se acostume com a água de forma progressiva.
>
> - **Pessoas estranhas**. Por volta dos sete meses, o bebê pode sentir medo e recusar o contato com outras pessoas além dos pais. Convém acostumá-lo a ver rostos diferentes em casa, mas nunca forçá-lo a aceitar o colo de alguém contra a sua vontade.
>
> - **A separação.** A partir dos oito meses a angústia da separação é um medo característico; a criança ainda não entende que, embora não esteja vendo seus pais, eles "continuam presentes" e vão voltar para buscá-la. Nessa fase os bichinhos de pelúcia e os paninhos exercem uma função tranquilizadora durante nossa ausência.

Meu sorriso encanta você

Entre a oitava e décima semanas começo a esboçar um sorriso que, a princípio, é uma careta involuntária. Você me devolve o sorriso. Aí começa a nossa comunicação. O que não faz um sorriso! Logo todos querem me ver sorrir e eu, diante da expectativa criada à minha volta, vou distribuindo sorrisos sem parar.

O sorriso, e mais tarde a risada, é a forma primária que tenho para expressar a emoção. Com sonoridade e magnitude diferentes, a risada alimenta o desejo de relação com o mundo e com o prazer de viver.

Rir e chorar são duas formas de expressão emocional comuns a toda a espécie humana e, em função da educação cultural de cada sociedade, os bebês aprendem como, quando e do que podem rir ou chorar.

Vejo um menino no espelho

Descubro o prazer de fazer caretas quando olho para você e tento imitar suas expressões; também descubro no espelho alguém que repete tudo o que eu faço, e quero pegá-lo com as mãos e com a boca. Por volta dos dezoito meses compreendo que "aquele" sou eu e, nesse momento, terei alcançado um avanço muito importante no processo de me reconhecer como indivíduo em relação aos adultos. Se tiver um irmão gêmeo, essa diferenciação será mais lenta, porque sempre haverá na minha frente alguém igual a mim. Por favor, mamãe, papai, não nos vista iguais! Já nos confundem por sermos parecidos; se ainda por cima vestirmos sempre a mesma roupa, será mais complicado saber quem eu sou.

O espelho mágico

Quando o bebê se olha no espelho, a princípio vê outro bebê e sorri para ele; depois quer tocá-lo e, por fim, percebe que esse rosto é o seu. É uma descoberta muito importante no campo psíquico, porque então se dá conta de sua condição de ser individual. Começa a ter consciência da própria individualidade e também de sua perplexidade diante de um mundo de experiências. Podem surgir então os medos: de que os pais desapareçam, de ficar sozinho, dos monstros... Mais adiante abordaremos o tema de como ajudá-lo com seus medos.

Eduquem-me na emoção

Logo aprendo a fazer bicos e a rir da expressão de meus olhos. Nessa hora a emoção começa a dividir espaço com os sentimentos. Estes vão sendo adquiridos na relação com os adultos, que estimulam ou censuram algumas formas de expressão emocional.

A partir do primeiro ano podem surgir as birras e também as gargalhadas, os gritos, as decepções, as tristezas etc. Se você me observar verá que sou especialista em todo tipo de emoções. É nessa idade que a sinceridade emocional parece mais evidente: ainda não aprendi a fingir!

Não se esqueça de que é muito importante verbalizar sempre o que você imagina que estou sentindo; assim aprendo a conhecer minhas emoções e isso me ajudará muito no futuro. Talvez pareça complicado encontrar palavras simples e claras para descrever como me sinto, por exemplo: "Você está nervoso porque está com fome"; "Não fique triste... Papai saiu, mas volta já"; "Que alegria! A mamãe chegou!" etc.

Esses são pequenos indícios de minhas emoções que ajudarão a me conhecer. Quando crescer um pouco mais, poderei explicar o que sinto. Por enquanto, não esperem grandes exposições verbais nem me façam interrogatórios intermináveis do tipo "o que você quer?", "o que você tem?", "diga o que quer comer" etc., porque fazer escolhas é algo bem difícil. Falarei disso mais adiante.

Sentir, fazer e pensar

Adoro aquela brincadeira de fazer cócegas nos braços. Aquela em que desliza os seus dedos desde o meu pulso até a axila, enquanto canta uma canção. Depois de ter repetido isso várias vezes, quando você está na metade já começo a rir e a espernear, porque sei que logo virão as cócegas: aprendi a antever situações. Meu pensamento está se organizando.

Também gosto de pular, ir ao parquinho, ficar perto de outras crianças... mas do meu modo. Inclusive, existem momentos nos quais me relaciono à base de empurrões, beliscões e mordidas, uma vez que ainda não tenho muito controle emocional. Quando quero alguma coisa que está com outra criança, não estou nem aí para as convenções sociais (que ainda não aprendi): vou pra cima e tomo dela; se ela chora, a empurro; mas também, se me der na telha, dou grandes abraços. Minha emoção não conhece fronteiras.

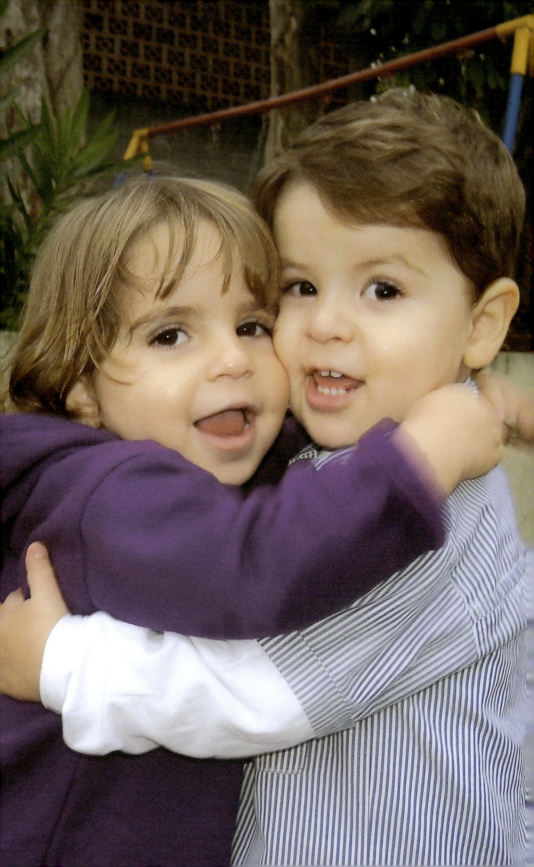

4. Algumas fases são críticas

Medo de ficar sozinho

De acordo com os especialistas, a primeira sensação de angústia dos seres humanos é o medo de ficar sozinhos, que ocorre por volta dos oito meses de idade. De repente, os adultos se tornam estranhos, só quero ficar com o papai e a mamãe, e começo a chorar, desconsolado, se os vejo indo embora.

Para que eu possa ir aceitando a experiência da separação, preciso que me expliquem com palavras claras e concretas que vão voltar para me buscar. Podemos brincar de esconder, por exemplo: o papai esconde o rosto atrás da almofada e depois mostra, ou então a mamãe se esconde atrás do papai e depois aparece.

Os bichinhos de pelúcia ou os paninhos agora são objetos necessários que me consolam quando vocês não estão comigo.

Você ficou invisível?

Diante dessa situação, muitos adultos tentam me distrair para que você consiga sair, pensando que agindo assim não vou perceber nem chorar. Mas o drama se instala quando me vejo sozinho entre estranhos. "Cadê a mamãe? Ela desapareceu!" Como não compreendo a ausência, fico desconfiado e me apego ainda mais à mamãe e ao papai, por medo de perdê-los. Portanto, é preferível que eu chore alguns instantes, até compreender que você não partiu para sempre.

Os primeiros dias na creche

Você deve fazer com que a entrada no berçário ou creche seja uma experiência agradável para mim, já que vou estar ali uma parte importante da minha vida. Deixarei de ser o centro das atenções, como em casa, para ser apenas um entre uma porção de crianças. É possível que nos primeiros dias, e eventualmente depois, algumas vezes volte para casa com uma mordida no braço ou um arranhão no rosto. Como já expliquei antes, nessa idade, entre o primeiro e o segundo ano, não temos muito controle sobre nossas ações: de um beijo podemos passar a uma mordida, e de um abraço a um empurrão. Algumas vezes darei, outras levarei mordidas, mas isso não é motivo de preocupação, já que é uma fase transitória. Em poucos meses aprenderei outras maneiras de me comunicar.

Não quero comer! Não quero ir! Não!

Lá pelos dois anos de idade, começo a dizer "não" a tudo: não quero comer, não quero usar esse sapato, não quero ir... mas depois acabo fazendo tudo o que me pedem. Essa é uma etapa difícil para todos. Para mim é uma provocação desafiadora essa de dizer "não" e ficar esperando a resposta. Sei que preciso superar com sucesso essa proeza, se quiser crescer e me tornar independente. Por isso, é importante que você não interprete essa reação como falta de autoridade nem aja com intransigência. Realmente, se entender isso como um pequeno jogo, logo vai ver que consegue tudo de mim.

Uma vez estabelecido que é possível dizer não, não terei necessidade de continuar insistindo nessa atitude.

Quais são as fases críticas?

São aquelas nas quais somos mais frágeis, seja do ponto de vista orgânico, emocional, psíquico ou relacional.

Durante as oito primeiras semanas de gestação é essencial ter cautela, já que é a fase de formação de todo o tecido celular do bebê. O parto também é um momento crítico, embora geralmente aconteça sem complicações. Quando o bebê está com quatro meses podem começar a surgir os sintomas de alguma patologia que até então estava latente. Aos oito meses começa a angústia causada pela ausência. Outro momento crítico é a entrada na escolinha. Podemos citar outros momentos cruciais, como o controle dos esfíncteres e a mudança da alimentação.

5. Para ter certeza de que está tudo bem

O risco de viver

Desde o momento que decidi empreender esta aventura tive de aceitar que haveria bons e maus momentos. Vamos conhecê-los para que seja mais fácil superá-los.

Já no instante da concepção existem riscos: que a genética se altere, que na formação do meu corpo haja fatores que a prejudiquem, que ocorra uma rejeição da placenta etc. Felizmente, quase todos os bebês passam por isso sem problemas.

O parto também é um risco, que a maioria supera muito bem.

Proporções corporais entre a vida fetal e a idade adulta

- A cabeça aumenta duas vezes de tamanho.
- O tronco, três vezes.
- Os braços, quatro vezes, e as pernas, cinco vezes.
- O corpo cresce três vezes e meia.
- O peso triplica no primeiro ano e aos dezoito anos estamos vinte vezes mais pesados.

Crescer e crescer

O crescimento do corpo ocorre em diversas etapas. Assim, há fases de crescimento muito rápido e outras de estancamento, porém, se meu crescimento estiver muito abaixo ou acima da média, o pediatra deverá verificar se a minha alimentação e o meu nível de hormônios estão adequados.

Os dentes surgem entre os seis meses e os dois anos e meio; com essa idade a dentição já estará completa, embora cada criança tenha seu próprio ritmo de dentição. Algumas vezes, esse processo pode causar um pouco de febre, mal-estar gástrico e muita salivação. Sem falar da dor causada pela inflamação das gengivas!

À medida que for crescendo e começar a mastigar, necessitarei de menos quantidade de comida. Entender essa mudança é bem difícil para as mães.

Pequenas indisposições

Nos primeiros meses de vida, até que meu organismo se regule, é possível que ocorram distúrbios digestivos, prisão de ventre, diarreia ou gases abdominais, muito incômodos e dolorosos (as chamadas cólicas noturnas). Verifique se na hora de comer estou com o nariz limpo, para evitar a entrada de ar pela boca enquanto me alimento, já que essa é uma das causas mais comuns das dores abdominais.

Outra coisa que pode acontecer é que o leite processado ou a papinha de cereais provoque vômitos ou diarreia, até meu organismo se acostumar. Também posso ter alguma infecção no ouvido (otite), na garganta (laringite ou amigdalite), na faringe (faringite)... são as *ites*, comuns e frequentes dos primeiros anos. Essas infecções impedem que os micróbios cheguem aos brônquios.

Fale com o meu pediatra sobre a conveniência de ter uma caixinha de primeiros socorros em casa, mas peça a orientação dele antes de me dar qualquer medicamento.

Vacinas

Graças às vacinas foi possível controlar e erradicar muitas doenças infecciosas perigosas, como a poliomielite, o tétano, a varíola etc. As vacinas me proporcionam os antígenos necessários para produzir defesas específicas para cada uma das doenças contra as quais sou vacinado.

O médico administrará as vacinas de diferentes maneiras: por via oral, intradérmica, subcutânea ou intramuscular.

Pode acontecer de as vacinas provocarem alguns efeitos colaterais: febre leve, erupções cutâneas, inapetência, choro, irritabilidade geral, dor e inchaço no local da injeção etc., mas não há motivo para preocupação; isso acontece com muitas crianças. Além disso, somente em raras ocasiões se observam complicações mais graves. Em todo caso, é melhor ficar de olho e me levar ao pediatra se minha febre subir acima dos 39°C, se chorar mais de duas ou três horas seguidas ou se estiver excessivamente abatido.

As primeiras vacinas que tomarei serão logo ao nascer. Ao sair da maternidade, levaremos conosco a minha carteirinha de vacinação, que deve ser bem guardada, pois vai me acompanhar durante muitos anos. Meu pediatra vai indicar as vacinas e a época em que devem ser tomadas. Fiquem atentos às campanhas de vacinação e, se tiverem dúvidas, também podem consultar o posto de saúde do nosso bairro.

Vejo e ouço bem?

Se meus sentidos não estão respondendo adequadamente, pode ser que haja alguma dificuldade em meu funcionamento sensorial. Se eu for um bebê de meses, aproxime seu rosto do meu a uma distância aproximada de 20 centímetros, mova-o devagar de um lado para outro e observe se meus olhos acompanham o movimento. Se perceber que tenho alguma dificuldade, junto com o movimento emita algum som, mexendo bem a boca ou fazendo caretas. Se, mesmo assim, meu olhar permanecer esquivo ou ausente, pode ser por vários motivos: ambiente pouco motivador, imaturidade sensorial ou alguma lesão ocular, que necessite de atenção especializada.

Se desconfiar que estou com dificuldade para seguir os sons, experimente pegar-me no colo e pedir que outra pessoa me chame atrás de você, para observar se movimento a cabeça, os olhos ou o corpo na direção da origem do som. Mesmo respondendo bem, pode ser que ainda precise testar mais meus sentidos.

No entanto, cada bebê é diferente e nem todos se desenvolvem no mesmo ritmo. Então, não se desespere! Mantenha a calma e converse com o meu pediatra, que me encaminhará a um especialista, se considerar indicado.

Brincar de olhar e ouvir

Para estimular minha visão e audição, proponho brincarmos juntos. Coloque-me sobre suas pernas e faça-me acompanhar canções com movimentos das mãos ou com sons; com suas mãos, esconda primeiro o seu rosto e depois o meu; use uma maquiagem engraçada e faça caretas; invente jogos com bolas de diversas cores, sons, móbiles, caixinhas de música etc.

Um pouco mais crescido

Se já estou com dois ou três anos e você observar que aproximo demais os objetos do rosto, que quando começo a rabiscar com o lápis me curvo muito sobre o papel, ou que ao andar pela casa tropeço com frequência, isso pode indicar que minha visão não está cem por cento. Também é preciso levar em conta a predisposição familiar. Se o papai, ou a mamãe, ou os avós usarem óculos, convém examinar a minha visão de tempos em tempos.

Se os adultos começam a dizer que sou distraído demais e que não respondo quando falam comigo, não descarte a possibilidade de eu não estar ouvindo alguns tons. Fale comigo usando palavras simples e de forma clara, nem muito alto nem muito devagar, e verifique se pareço mais atento.

Algumas vezes, se estiver muito entretido brincando, pode ser que não preste atenção e por hábito pergunte "Quê?". Espere um pouco antes de repetir a fala e veja se responde. É mais difícil detectar as dificuldades auditivas que as visuais.

Em caso de dúvida, convém procurar um especialista e assegurar-se de que os meus órgãos visuais e auditivos estejam funcionando bem.

Sinais de alerta

A seguir descreveremos uma série de sinais que podem indicar algum problema de visão ou audição.

Fique atento se seu filho:

Visão

- tem dificuldade de seguir objetos ou pessoas com os olhos;
- vira a cabeça em um ângulo estranho, quando tenta ver alguma coisa;
- demora a encontrar e pegar pequenos brinquedos do chão (a partir dos 12 meses);
- movimenta os olhos em direções opostas, parecendo que vão se cruzar;
- esfrega muito os olhos com as mãos;
- tem dor de cabeça com frequência ou se mostra muito irritado no final do dia.

Audição

- fala em tom excessivamente alto ou muito baixo;
- vira a cabeça sempre para o mesmo lado quando ouve algum som;
- não responde quando é chamado do outro lado do quarto;
- não se assusta diante de um som brusco;
- custa a entender o que lhe dizem (a partir dos três anos).

E se eu nascer diferente?

É possível que toda essa programação espontânea na elaboração do meu corpo não tenha sido tão perfeita, e em alguns casos podem surgir dificuldades. A alteração genética mais conhecida em nossa sociedade é a trissomia 21 ou síndrome de Down.

Sei que no começo vai ser muito difícil para o papai e a mamãe; entretanto, com o passar do tempo, com paciência, estímulos e muito carinho criaremos um vínculo afetivo que me permitirá desenvolver todo o meu potencial.

A seguir, dou algumas ideias úteis para estimular o meu desenvolvimento e a nossa relação logo após o nascimento:

- É muito bom quando você me amamenta no peito ou com a mamadeira; é nossa melhor forma de conhecimento mútuo e troca de carinho.

- Carícias e massagens me ajudam a conhecer os limites de meu corpo. Podemos aproveitar o momento para descobrir novas texturas (podem ser usadas toalhas, esponjas, escovas de diferentes materiais etc.).

- Brinquedos chamativos e coloridos pendurados nas grades do berço me animam a erguer a cabeça, e esse movimento fortalece os músculos do meu pescoço.

- Sons ou assovios de improviso são bons para chamar a atenção; se eu esticar o arco das costas é porque não fiquei indiferente. Aos poucos você verá que muitos deles são tão excitantes que me fazem rir e mexer sem parar.

- Se você agitar o chocalho perto de mim e depois o colocar próximo de minhas mãos e meus pés, vou me mexer até fazê--lo soar novamente.

É muito importante que eu seja estimulado desde o nascimento; isso me ajudará a desenvolver ao máximo todas as capacidades, que se encontram limitadas pela minha condição. O primeiro ano de vida é vital para mim, já que nele o cérebro alcança 60% do desenvolvimento total. Portanto, não perca a oportunidade de brincar comigo estimulando meus sentidos durante esse período e os meus primeiros anos de vida.

Com a ajuda de profissionais especializados (logopedistas, fisioterapeutas, psicólogos e educadores) poderei trabalhar minhas dificuldades na área da fala e no movimento de meu corpo, mas também preciso de você para aprender a ser autônomo e a conviver em sociedade.

Tem alguma coisa errada...

Existe a possibilidade de, no processo de formação do meu corpo, algumas células não se desenvolverem de maneira adequada e prejudicarem meu organismo: uma válvula do coração ou do canal urinário, por exemplo. Como ainda sou pequeno, será fácil para os médicos consertarem o problema e tudo não passará de um pequeno susto.

Outra parte do meu corpo que algumas vezes fica inacabada é a região dos lábios e do palato, originando o chamado "lábio leporino". Não é motivo de preocupação; essa malformação pode ser reparada em alguns meses.

Talvez no início seja um pouco complicado me alimentar. Terei de contar com sua paciência e carinho nessas primeiras semanas; depois, vamos nos acostumando e tudo será mais fácil.

Também podem ocorrer lesões nas células do cérebro. Isso pode acontecer durante a gestação ou em algum outro momento da minha vida, por doença ou acidente.

A vantagem de ser pequeno é que, se algum dos meus neurônios não funcionar adequadamente, haverá outros que, por dividirem as mesmas tarefas, assumirão as funções prejudicadas. Para isso necessitarei da assistência de profissionais especializados, que saberão como nos ajudar. Hoje em dia, há muitos recursos para que as crianças possam desenvolver ao máximo suas capacidades.

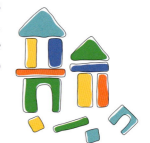

E se eu nascer antes do tempo?

Outra coisa que pode acontecer é eu nascer antes das trinta e oito semanas previstas e ser um bebê prematuro (que significa "pouco maduro"). Talvez eu precise ficar em uma incubadora para regular a condensação e a umidade do ar que respiro e manter a temperatura do meu corpo. Meus pulmões ainda serão muito frágeis; além disso, o frio diminui minhas defesas. Se tiver menos de trinta e cinco semanas, é provável que não consiga sugar, já que esse reflexo não aparece antes desse período, e precise da ajuda de uma sonda para me alimentar. Mas você verá que não demorarei a começar a sugar e logo poderá me dar de mamar.

Hoje em dia, os bebês têm condições de sobreviver se nascerem a partir de vinte e cinco semanas de gestação e com um peso entre quinhentos e seiscentos gramas. Só que nesse caso necessitam de atenção especializada e mais tempo para conseguir o amadurecimento apropriado.

Há bebês que nascem no período adequado de gestação, mas são muito pequenos, com peso inferior a dois quilos. O motivo disso é que a placenta não lhes deu suficiente alimento.

Caso tenha de receber assistência hospitalar, é muito importante que eu tenha a companhia da mamãe, ou do papai, ou de ambos, para me acarinhar, me pegar no colo, falar comigo, me alimentar e também para fazer massagens. Assim poderemos superar essa experiência juntos.

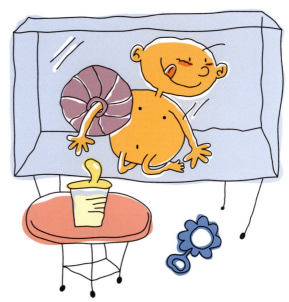

Quando alcançar o peso adequado (entre dois

quilos e dois quilos e meio) e aprender a sugar e a regular a minha temperatura corporal, os médicos me darão alta do hospital.

Uma vez em casa, a melhor posição para mim é deitado de lado, por causa da digestão.

Não gosto e também não é aconselhável ficar muito agasalhado. Se o berço for muito grande para mim, algumas toalhas enroladas nas laterais resolverão o problema e evitarão que eu me vire. Também me sentirei mais seguro.

Ah, e o melhor de tudo! Sempre que puder e estiver acordado, converse comigo e brinque, isso ajudará meu sistema nervoso a amadurecer.

Entretanto, nascer prematuro pode trazer dificuldades. Devido à imaturidade de algumas estruturas do meu corpo, é possível que eu apresente alguns distúrbios, como icterícia, hérnias, refluxo, fragilidade respiratória, necessidade de sonda alimentar, resfriados, alterações digestivas etc. que, se forem detectados a tempo, não devem ser motivo de preocupação.

Por que nascemos antes da hora?

Cada vez aumenta mais o número de bebês prematuros. Existem vários fatores que explicam essa circunstância: hoje em dia, as mulheres com probabilidade de sofrer abortos espontâneos podem ser mais bem assistidas, assim como aquelas que padecem de doenças cardíacas ou metabólicas, para as quais é melhor antecipar o parto.

Outro fator é o aumento do número de gêmeos por causa da aplicação de técnicas de fecundação *in vitro*.

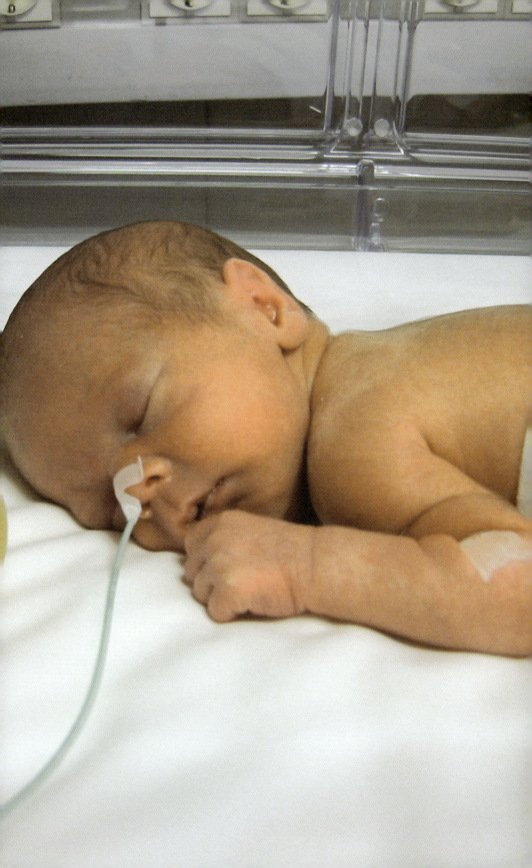

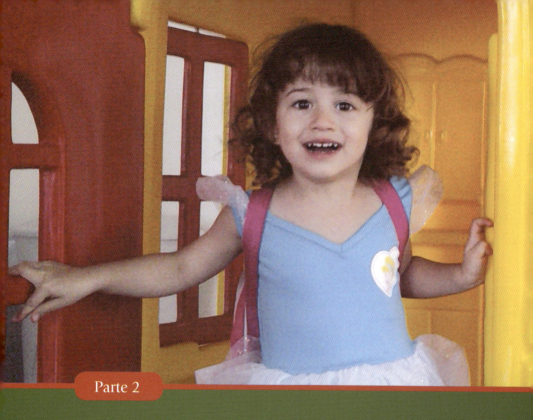

Parte 2

A conquista do espaço

1 A genética não é tudo

2 As mãos e os pés me tornaram mais humano

3 Pequenas conquistas, grandes façanhas

4 O caminho até os três anos

5 Carregadores, carrinhos, cercados e cadeiras de alimentação

6 Para ter certeza de que está tudo bem

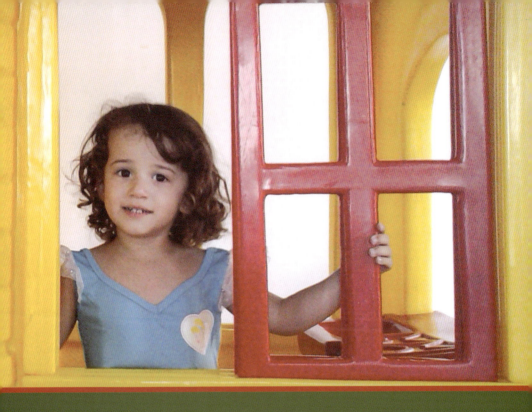

A principal conquista do ser humano é dominar o próprio território. Para isso, é necessário conhecer os limites e as capacidades do corpo, tarefa que começa no instante em que chegamos ao mundo.

Nossos primeiros movimentos aparentemente são lentos. Contudo, há neles um empenho indescritível. A natureza é sábia. Cada gesto é uma pequena grande façanha. Cada esforço nos leva um pouco mais além no aprendizado.

Esse processo, baseado na experimentação, na repetição, na tentativa e no erro, requer uma grande atenção e participação dos adultos. Paciência, ternura, compreensão e partilha são ingredientes fundamentais para que o desenvolvimento do bebê seja harmonioso e positivo. Afinal, somos seres sociais: precisamos dos demais para sobreviver e viver em plenitude.

Assim, para que a conquista de nosso corpo e de nosso ambiente seja bem-sucedida, vamos começar dando um grande passo...

1. A genética não é tudo

A genética, o ambiente e eu

Os genes me transmitem, entre outras coisas, as características dos ossos, a consistência dos músculos e a elasticidade das articulações.

Essas qualidades físicas vão predispor minhas aptidões para a dança, o esporte e o modo como movimento o corpo e me relaciono com os demais no âmbito corporal.

Para desenvolver minhas possibilidades, preciso de um ambiente seguro e estimulante e, sobretudo, sentir que meus pais são carinhosos e reconhecem meus esforços ou me confortam diante dos fracassos.

Dependendo da elaboração que faça de minhas experiências com o ambiente, surgirá uma maneira única de ser, pensar e sentir: minha personalidade.

A genética predispõe, mas não determina

Herdei características físicas de meus pais e de toda a família, mas não necessariamente serei igual a eles. Em alguns aspectos talvez me pareça com o papai, em outros com a mamãe, e com certeza isso será motivo de satisfação para os dois.
É possível, entretanto, que eu tenha herdado determinadas características genéticas que foram negativas para eles, como, por exemplo, pés chatos, pernas tortas ou tendência à obesidade. Nesse caso, vocês não devem se resignar: as características genéticas são predisposições, mas não são

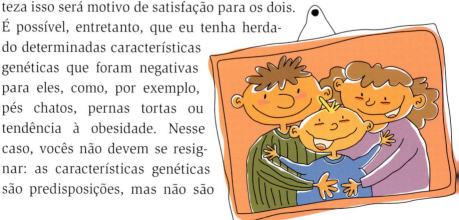

determinantes, ou seja, pode-se alterá-las quando ainda sou pequeno e evitar problemas futuros.

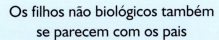

Os filhos não biológicos também se parecem com os pais

Sabe-se que crianças adotadas por famílias de culturas diferentes assimilam as características físicas, gestuais e fonéticas da família adotiva. De tanto observar os gestos e as expressões e de ouvir o tom de voz dos pais, essas características vão sendo incorporadas como se fossem naturalmente suas.

Por isso, muitas vezes, estranhos que não têm conhecimento da história da família, ressaltam a semelhança da criança com o pai e/ou com a mãe adotiva.

O cérebro é como um computador

O cérebro é o processador central do meu sistema nervoso. Recebe grandes quantidades de informações, tanto do interior do meu corpo quanto dos estímulos que me cercam: visuais, táteis, olfativos, sensações internas de sede, fome, medo etc., as quais serão armazenadas para criar uma memória de experiências e produzir as respostas adequadas. Isso é possível porque meu sistema nervoso trabalha como se fosse uma malha rodoviária que cobre qualquer parte do corpo.

Meu cérebro parece um computador na forma de processar as informações e produzir respostas. Os seres humanos hoje têm maior capacidade de assimilar, acumular, processar e elaborar respostas adaptativas do que há milhões de anos.

Graças aos neurônios

Até os três anos meus neurônios trabalham na distribuição de funções e se agrupam em forma de redes que compartilham tarefas. "Plasticidade neuronal" é o nome dado a esse fenômeno.

É nessa fase que aprendo e experimento as bases de meu desenvolvimento motor. Graças à plasticidade, caso ocorra alguma lesão no meu cérebro capaz de interromper uma conexão, alguns neurônios assumirão a função de outros para que nenhuma "rodovia" fique bloqueada. Essa é uma das vantagens de ter nascido imaturo.

Como vocês podem ver, sou uma obra perfeita e funciono com muitos mecanismos entrelaçados. Por isso, preciso ser regulado de alguma forma, caso contrário, seria o caos!

Desenvolvimento psicomotor e crescimento corporal

O desenvolvimento é o crescimento qualitativo, ou seja, o aprendizado de habilidades psicomotoras; o crescimento corporal é o crescimento quantitativo, ou seja, o aumento da altura e do peso.

Esse desenvolvimento é gradual e progressivo e cada conquista prepara para a seguinte: começa pela cabeça e continua, aos poucos, até os pés. Por exemplo, antes de conseguir sentar sozinho no chão (nove meses), devo ter aprendido a manter o controle da posição sentada (seis meses); antes de sair engatinhando (nove meses), terei treinado a posição de engatinhar (sete meses); e antes de andar (doze meses), devo ser capaz de me sustentar em pé (dez meses).

Diversos fatores favorecem ou limitam o meu desenvolvimento: o desejo de explorar o ambiente; minhas qualidades físicas; e o conforto recebido através de palavras, gestos e abraços.

A lei da gravidade

Viver neste planeta tem suas vantagens, mas também tem alguns inconvenientes: tudo cai ao chão! Até eu!

Meus antepassados conseguiram a façanha de ficar em posição vertical para poder usar as mãos, vencendo,

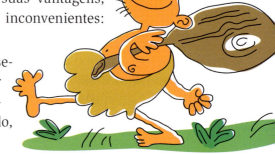

em parte, a lei da gravidade. Essa necessidade de adaptação da espécie humana produzida ao longo de séculos será realizada por mim em um ano, mais ou menos!

Para isso devo fazer grandes esforços. Por exemplo, se quero ficar sentado segurando um brinquedo, preciso manter o equilíbrio continuamente e controlar a força dos músculos do tronco para não cair. Também tenho de ter certa flexibilidade para mexer os braços e explorar o brinquedo. E não é tão simples quanto parece...

O desejo é o combustível do meu movimento

Desde que nasci, sou capaz de desejar. Meus primeiros desejos são muito primários e têm a ver com a satisfação imediata de minhas necessidades. Quando estou inquieto, ou com fome, ou sede, desejo que você venha cuidar de mim, me acalme, me dê comida ou água. Depois, o desejo se origina a partir de suas expressões de carinho, suas palavras, seu sorriso, sua massagem e de nossas brincadeiras.

Tudo isso cria em mim um acúmulo de sensações que me fazem mexer braços e pernas e romper em gritos de prazer e gargalhadas: é uma verdadeira explosão emocional! Essa relação tão interativa é o combustível do meu desejo, e este, o motor que coloca em marcha meu corpo e me ajuda a vencer todos os obstáculos e a superar os tombos e os fracassos. Diante do desejo, nada é impossível, uma vez que me impele a realizar qualquer coisa, por mais difícil que seja.

É muito importante estar cercado de coisas que me chamem a atenção e que exijam algum esforço de minha parte. Não coloque tudo ao alcance de minha mão: se você encontrar o equilíbrio entre o meu desejo e minhas possibilidades, terá conseguido a fórmula perfeita para me motivar. À medida que os anos passam, essa motivação externa dará lugar à automotivação, que será essencial para o sucesso do meu desenvolvimento em todos os âmbitos de minha vida.

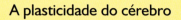

A plasticidade do cérebro

Quando aprende alguma coisa nova, o cérebro a armazena em sua memória como base para continuar adquirindo novos e cada vez mais complexos conhecimentos. Além disso, em caso de lesão acidental na região cerebral, esse conjunto de aprendizados torna o processo de reabilitação muito mais eficiente, porque já existe uma lembrança das funções afetadas.

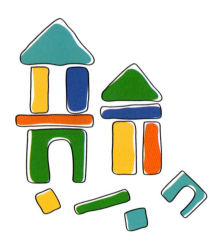

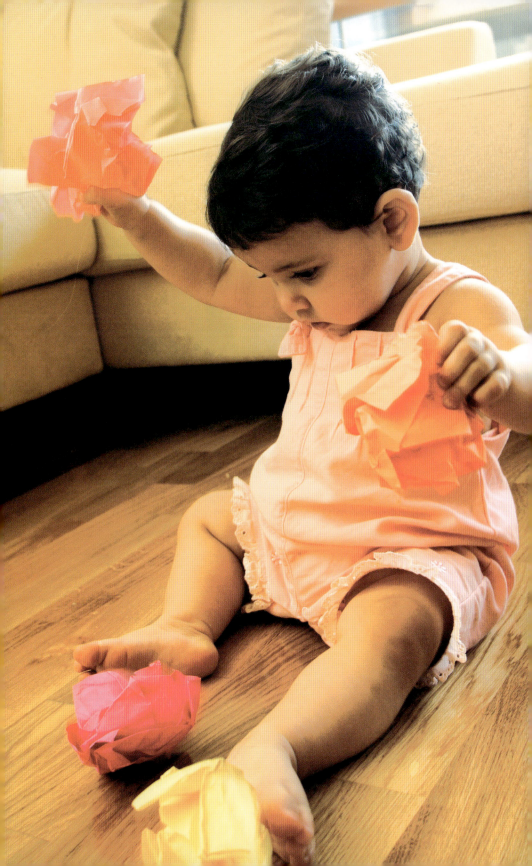

2. As mãos e os pés
me tornaram mais humano

Os reflexos desaparecem

Você se lembra da primeira vez que fomos ao pediatra? Durante o exame, o médico avaliou minhas reações a determinados estímulos, para verificar a presença de alguns reflexos e a ausência de outros. Os reflexos permitem identificar a atividade normal de meu sistema nervoso e de meu cérebro. Existem muitos tipos de reflexos: alguns estão presentes no nascimento, como a sucção, e outros aparecem depois de poucas semanas. Com o tempo, todos acabam desaparecendo, para dar lugar ao movimento intencional.

- **Reflexo de busca e de sucção.** Aparece inclusive antes do nascimento (por volta da 35ª semana de gestação). Quando me faz um carinho na abertura dos lábios ou na bochecha (perto do canto da boca), viro a cabeça e continuo procurando você; isso me ajuda a encontrar o peito ou a mamadeira para me alimentar. Se eu for prematuro, deve me exercitar na sucção, já que esse reflexo ainda está bastante imaturo.

- **Reflexo de Moro.** Você pode observar esse reflexo quando, por causa de algum ruído, tenho um sobressalto. Jogo a cabeça para trás, estendo os braços e as pernas, choro e depois volto à posição original. Esse reflexo desaparece por volta dos cinco ou seis meses de idade.

- **Reflexo de Babinski.** Quando você estimula com firmeza a planta do meu pé, estico os dedos para cima em forma de leque. Esse reflexo desaparece por volta dos dois anos de idade.

- **Reflexo tônico-cervical.** Se você vira a minha cabeça, por exemplo, para o lado esquerdo, estico o braço esquerdo e dobro o braço direito, e vice-versa. Dura até aproximadamente os seis ou sete meses de idade.

MINHAS PRIMEIRAS CONQUISTAS

- **Reflexo de preensão dos dedos.** Quando você toca com um dedo a palma da minha mão, fecho os dedos com força. Se fizer isso nas duas mãos, agarro seus dedos com tanta força que você pode até me levantar. Em bebês prematuros, esse reflexo ainda é mais forte. Costuma desaparecer por volta dos dois meses de idade.

- **Reflexo de marcha.** Se você me coloca em pé, suspenso pelas axilas e apoiado no chão, começo a dar passos rápidos sem parar. Mas não se entusiasme, porque, evidentemente, ainda não aprendi nem poderia andar. Não é recomendável que tente me fazer andar quando ainda não estou preparado.

O gesto que marcou a diferença

A habilidade de pegar com as mãos observa-se em muitos animais, inclusive nos caranguejos; entretanto, existe algo que só os seres humanos podem fazer: trata-se da oposição do polegar, que é a faculdade de juntar a extremidade do dedo polegar com os outros dedos.

De acordo com alguns antropólogos, pequenos gestos como levar o polegar até a palma da mão, poder uni-lo à ponta do indicador para formar um círculo, ou segurar pequenos objetos de precisão com a pinça formada por esses dois dedos, talvez tenham desencadeado o processo evolutivo do ser humano.

Força, habilidade e tato

Já expliquei anteriormente a importância que o fato de caminhar em posição vertical teve no processo da evolução humana. Outra grande conquista evolutiva foi a adaptação das mãos a novas funções, como a confecção de utensílios e ferramentas variadas.

Graças a isso, tenho a possibilidade de adquirir capacidades como força, habilidade e tato no transcorrer do meu primeiro ano de vida.

Minha mão também é um grande receptor sensorial: o órgão principal do sentido do tato. Nela se distinguem duas partes muito diferenciadas: os dedos e a palma. O indicador e o polegar são os dedos hábeis, os quais movimentarei separadamente quando crescer um pouco mais. Os outros são os dedos da força e quase sempre se movimentam juntos. Se quiser movê-los um a um, por exemplo, para tocar piano, terei de dar ao cérebro uma ordem especial.

Na ponta dos dedos tenho muitas células sensitivas que me informam das qualidades dos objetos que toco: se são duros, moles, frios, enrugados, pesados ou leves. Assim aprendo como é o mundo que me cerca e armazeno esse aprendizado em minha memória.

Com a palma da mão consigo segurar objetos, e ela também serve para me apoiar.

Minhas mãos: o mundo ao meu alcance

- **Agarrar.** Por volta dos quatro meses de vida, quero agarrar tudo o que me interessa. No início, só consigo segurar algum objeto com o braço rígido e apenas com uma mão, para levá-lo à boca e explorá-lo.

- **Bater.** Entre seis e sete meses, tenho mais desenvoltura e posso segurar os brinquedos com as duas mãos e passá-los de uma mão para a outra. Começa uma fase de grande curiosidade sobre as coisas que estão ao meu alcance: vou batendo, abrindo, desenroscando e desmontando tudo que pego; quero descobrir o que há por dentro e os barulhos que faz.

- **Apontar.** Entre os nove e os dez meses, já tenho mais habilidade e estou aperfeiçoando o movimento de pinça; com isso consigo segurar até migalhinhas entre o dedo polegar e o indicador. Falando de

MINHAS PRIMEIRAS CONQUISTAS

indicador, também aprendi a usá-lo para apontar. E no dia do meu aniversário já poderei levantar o dedo para dizer: tenho um ano!

A mão tem muitas possibilidades. É o membro que, ao longo da história de meus antepassados, nos tornou mais humanos.

Destro ou canhoto?

A lateralidade é o predomínio funcional de uma das metades do corpo em relação à outra, e está determinada pela supremacia que um hemisfério cerebral exerce sobre o outro. O fato de ser destro ou canhoto depende basicamente de dois fatores: a hereditariedade e a experiência. Enfim, talvez eu tenha mais facilidade de usar uma das mãos. Até os dois anos não será definitivo, mas o caso de ser destro ou canhoto, como já expliquei, não depende só das mãos, mas do desenvolvimento dos hemisférios do cérebro. De acordo com esse desenvolvimento, posso ter mais habilidade na mão, na perna e no olho esquerdos. Mas isso não representa um problema, nem vai me causar dificuldades futuras, pois a sociedade está cada dia mais adaptada às diferenças individuais.

É preciso que você saiba que existem lojas especializadas em artigos para pessoas canhotas, desde tesouras ou abridores de latas até instrumentos musicais com a ordem das cordas invertida. Portanto, se eu sou canhoto, não precisa me obrigar a escrever com a mão direita, como alguns pais faziam no passado.

Se sou uma criança com lateralidade cruzada, posso ter alguma dificuldade com a leitura e a escrita, e também apresentar certos problemas de orientação espacial, dislexia etc. Porém, o trabalho conjunto de fonoaudiólogos e especialistas em psicomotricidade me ajudará a superá-los.

Tipos de lateralidade	
• Lateralidade homogênea destra	Quando o olho, a mão, o ouvido e o pé dominantes estão na metade direita do corpo.
• Lateralidade homogênea canhota	Quando o olho, a mão, o ouvido e o pé dominantes estão na metade esquerda do corpo.
• Lateralidade cruzada	Quando as dominâncias de mão, olho, ouvido e pé não se apresentam do mesmo lado.

Os pés me ajudam a ficar em posição vertical

Graças aos pés posso amortecer o impacto com o chão ao andar, correr ou pular, e mantenho a estabilidade do corpo em diferentes posições e movimentos. Por outro lado, os pés são a base que sustenta meu peso. É impressionante como alguns poucos centímetros quadrados conseguem sustentar tantos quilos!

Meus pés surgem diante de meus olhos quando, por volta dos seis meses, consigo erguer as pernas. Nesse momento, os pés servem para brincar: posso tocá-los e levá-los à boca em um exercício surpreendente de elasticidade. São quase um prolongamento de minhas mãos! Consigo até segurar objetos com eles, embora não demore para descobrir algo que os diferencia: as mãos pegam e seguram melhor.

Os dedos dos pés são muito importantes para o meu equilíbrio: quando começo a ficar de pé, parece que quero me agarrar ao chão com os dedos para não cair. E quando perco o equilíbrio, fico me balançando dos dedos até o calcanhar até me estabilizar de novo.

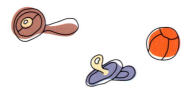

Uma arquitetura perfeita

Os pés são formados de elementos rígidos (ossos), que se encaixam uns nos outros. Também existem ligamentos que unem e seguram os ossos entre si, formando a articulação e dando estabilidade ao pé. Por fim, existem os músculos, que ajudam os ossos a suportar o peso do corpo e tornam o movimento possível.

A planta dos pés tem forma de abóbada e é composta de dois arcos e três pontos de apoio: do calcanhar até a base do dedão, e desta até a base do dedinho. Graças a esses arcos, que funcionam como uma mola, quando ando, corro ou pulo meus movimentos são amortecidos no impacto com o chão e se adaptam às irregularidades do terreno.

Descalço ou com botas

Para saber escolher um calçado que se ajuste bem a mim, antes de tudo você precisa conhecer a estrutura e o funcionamento dos meus pés. Eles têm uma estrutura variável, forte e frágil, e ao longo do meu crescimento apresentarão variações em sua forma interna e externa.

Nos primeiro meses, meus pés têm um aspecto pequeno e arredondado, mas à medida que eu vou crescendo e me exercitando, eles adquirem uma forma mais estável.

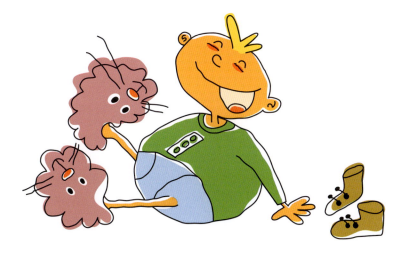

Na fase que antecede meus primeiros passos, fico a maior parte do tempo no chão, experimentando minhas habilidades motoras. Nesse período, no qual me movimento engatinhando ou me coloco em pé com a ajuda dos móveis, o calçado serve apenas para proteger e facilitar a mobilidade dos pés. Sapatinhos macios ou meias antiderrapantes são suficientes nessa fase. Quando começo a andar um pouco mais, tenho de usar botinhas com cadarços para dar sustentação e estabilidade aos tornozelos.

Por volta dos nove ou dez meses, quando começo a andar sozinho, posso combinar as botinhas para caminhadas mais longas e difíceis com os sapatos ou tênis leves para atividades mais fáceis.

Em torno de doze meses, após ter começado a andar, posso calçar sapatos sem sustentação no tornozelo, mas você deve verificar se estou caminhando com segurança e se meu pé está formado.

Como devem ser as primeiras botinhas

Diante de tanta variedade, com certeza não é nada fácil escolher o calçado mais adequado para mim. Pensando nisso, resolvi dar algumas dicas úteis que você deve lembrar na hora da escolha:

- **Sapatinhos de tecido ou meias.** São ideais para os recém-nascidos, principalmente no inverno, porque ajudam a manter os pés aquecidos. Nessa fase vale tudo, mas principalmente devem ser macios e agradáveis ao toque.

- **Sapatos de couro macio.** Para quando começar a engatinhar ou durante os primeiros anos. Os sapatinhos de couro com sola de borracha são os melhores, mas devem ser flexíveis e leves para permitir que meu pé se mexa dentro deles e possa arqueá-lo ao andar. Se ainda não comecei a andar, os sapatos não devem ficar acima do tornozelo, porque podem dificultar minha capacidade de engatinhar. Quando já estiver andando, é recomendável que o solado seja ligeiramente desenhado. Se tiverem cadarços, melhor! Darão estabilidade aos tornozelos. Devem ser de material poroso e com a ponteira alta para não machucar o dedo polegar.

Embora nesse período também goste de andar descalço, assim como de brincar de andar na ponta dos pés e sobre os calcanhares para fortalecer os músculos dos pés, preciso moderar tanta energia, já que superfícies excessivamente duras e planas podem impedir que meus pés se formem adequadamente.

Meus pés suam bastante, por isso devo ter pelo menos dois pares de sapatos: enquanto uso um par o outro fica arejando.

A partir dos três anos começam a entrar em jogo minhas preferências pessoais e minha personalidade: prepare-se, porque posso dar bastante trabalho! Essa fase requer muita habilidade porque você precisa combinar minha vontade própria com aquilo que mais me convém.

Pés saudáveis e fortes

Existem alguns exercícios simples e muito eficazes, cujo objetivo é fortalecer os pés e ajudar na formação ou correção dos arcos dos pés, em todas as idades: desde mexer os tornozelos (alongando-os em sua máxima amplitude, sozinhos ou com a nossa ajuda) até estimular a criança a olhar as plantas dos pés e abrir e fechar os dedos. Também podemos massagear o pé todo, especialmente a planta, os tornozelos e entre os dedos. Outro exercício muito benéfico consiste em ensinar a criança a passar os dedos das mãos entre os dedos dos pés, como se os estivesse limpando. De acordo com a reflexologia, essa região do pé corresponde à cabeça e ao rosto.

Se aos dois ou três anos de idade observamos que a criança apresenta uma tendência a pés chatos, é muito eficiente fazê-la andar por superfícies macias, como almofadas de espuma etc. Também pode ser útil inventar brincadeiras para que ande na ponta dos pés, sobre os calcanhares e apoiada nas laterais externas dos pés. Outro recurso é sentá-la em uma superfície plana, com os joelhos dobrados e segurando uma bola com as plantas dos pés.

Andar com os pés descalços sobre superfícies naturais (por exemplo, a areia da praia, a grama cortada recentemente ou o leito de um rio) é um exercício excepcional para os pés, que repercute no estado geral de saúde e no equilíbrio energético.

3. Pequenas conquistas, grandes façanhas

Para conseguir grandes proezas não podemos ter pressa. Como já disse, o corpo tem suas leis e o meu está programado para realizar pequenas conquistas; entretanto, ainda necessito de ajuda, porque algumas coisas não consigo fazer sozinho. Pela lei natural, primeiro tenho de aprender a manter uma posição para depois fazer uma atividade autônoma.

Meus primeiros três meses

Nessa fase da vida tenho de dormir muitas horas para que meu organismo possa ter energia e estar preparado para realizar suas capacidades.

A posição mais segura para você me colocar para dormir é a de supinação (deitado de barriga para cima), para prevenir a morte súbita; porém, antes de me deitar, após a alimentação, espere um tempinho e verifique se já arrotei. Até dez ou doze semanas ainda não tenho nenhum reflexo para regurgitar alimentos ou muco.

Depois, quando acordo, começo erguer a cabeça para olhar e para reclamar sua presença.

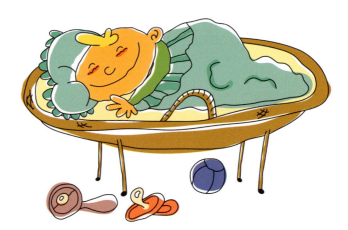

Quando estou acordado

Minha primeira grande aquisição motora é sustentar a cabeça. Se não conseguisse levantá-la quando me colocam de bruços, teria dificuldade para respirar. Além disso, é muito chato não ver nada além do lençol! Por tudo isso, faço um esforço para cima e... ufa! Lá pelos três ou quatro meses consigo me apoiar nos antebraços e levantar a cabeça livremente.

Entretanto, se você me coloca de costas (seja no chão ou em cima de um cobertor), deixe algum objeto à mão para estimular minha vontade de esticar os membros superiores. Você também pode me carregar em seus braços, me segurando pelos quadris com os dois bracinhos para frente, e andar comigo pela casa, cantando.

Nessa fase é recomendável usar o bebê-conforto, a cadeirinha ou o carrinho apenas para passear; não devo ficar muitas horas neles. Por quê? Lembre-se de que, com essa idade, meus sentidos estão muito receptivos aos estímulos externos e não é legal ficar o tempo todo em uma única posição.

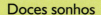

Doces sonhos

Os bebês não devem nunca ficar cercados de almofadas muito moles nem sentados sozinhos no sofá, porque podem se virar e afundar entre as almofadas com o consequente risco de asfixia.

Para dormir, os colchões de molas são mais aconselháveis (é melhor evitar os de espuma, que é derivada do petróleo e contém produtos químicos que poderiam ser nocivos para a saúde do bebê). Alguns produtos podem abrigar ácaros e provocar alergia, outros ser inflamáveis. A melhor opção, portanto, para crianças muito novinhas, é usar colchões de molas.

De pé? Calma, ainda não!

Quando, por volta dos três ou quatro meses, pressiono suas pernas com os pés, no berço ou no trocador, fica muito evidente o reflexo de extensão do corpo. Com um movimento rápido me estico todo e fico com o corpo reto.

Pode parecer que quero ficar de pé; entretanto, trata-se de um movimento reflexo que convém não estimular. Minhas pernas ainda não estão prontas para sustentar o peso do corpo e posso ter problemas nos quadris, luxações nos ossos ou deformações nos pés, que ainda não têm maturidade suficiente. Assim, embora demonstre estar gostando, convém evitar esse estímulo.

Dos três aos seis meses: girar e rolar

Agora passo muito mais tempo acordado. Quando estou deitado de costas, começo a segurar objetos com as mãos e levá-los à boca. Tudo o que vejo quero pegar, inclusive os meus pés: seguro e brinco com os pés até que, algumas vezes, consigo me virar.

Quando estou deitado de bruços, levanto a cabeça e me apoio nos cotovelos; desse modo começo a fortalecer a musculatura das costas. Vou dobrando as pernas alternadamente; minha cabeça gira e isso me possibilita realizar a primeira ação voluntária: rolar.

Em torno dos cinco meses, tento permanecer sentado. Caio de um lado para outro, mas cada vez se torna mais fácil permanecer erguido. Dos seis aos sete meses, finalmente consigo: estou sentado e não caio!

Meus braços adquiriram a força necessária para conseguir a habilidade da separação articular, do ombro ao cotovelo e do cotovelo ao punho, o que ajuda minhas mãos a ter mais agilidade.

Minha capacidade visual agora também é muito

mais ampla: de longe percebo melhor as pessoas, os espaços e os objetos.

Você pode me sentar na cadeira de alimentação para comer e brincar, porque nessa fase já consigo me manter sentado, tenho mais desenvoltura nos braços e nas mãos e posso dar voltas para pequenos deslocamentos.

De costas ou de bruços?

Durante o primeiro trimestre de vida, é comum o bebê adormecer no berço deitado de costas e assim permanecer. Contudo, essa posição aberta demais acaba impossibilitando-o de se apoiar nos cotovelos e erguer a cabeça. Além disso, quando está muito acostumado a ficar de costas, começa a chorar quando o deitamos de bruços.

Precisamos compreender a resistência do bebê a uma posição para a qual seu corpo não está preparado e procurar estratégias para torná-la agradável. Podemos começar deitando o bebê sobre nossas pernas com os dois bracinhos para frente. Ou então, deixá-lo de bruços, com um lençol dobrado em forma de rolo embaixo das axilas para dar apoio à cabeça, oferecer-lhe alguns brinquedos e interagir com ele.

Desse modo, observaremos que a criança irá aceitando a posição e poderá realizar várias atividades, tais como rolar, arrastar-se, engatinhar, sentar etc.

Dos seis aos nove meses: me arrasto como um jacaré!

A curiosidade me faz dar um jeito de alcançar os brinquedos que estão um pouco mais distantes. Começo girando o corpo para os lados; um dia resolvo apoiar os joelhos e os cotovelos no chão e jogar o corpo para frente. Deu certo! Consegui sair do lugar!

Já adquiri ritmo e realmente percorro longas distâncias. Por enquanto me arrasto como um jacaré, mas logo vou querer ver o que há mais no alto e terei de saltar como um leão.

Com tanto exercício, estou adquirindo muita força e já posso andar usando as mãos e os joelhos. Viva! Estou me equilibrando na posição certa para engatinhar.

Aqueço os motores e começo a me balançar, apoio o corpo primeiro nas mãos, depois nos joelhos, ora do lado direito, ora esquerdo. De vez em quando, dou uma escorregada, e lá vou eu de volta para o chão. Ainda bem que não é muito alto!

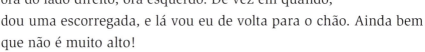

Esses movimentos de balanço ajudam a fortalecer a musculatura dos braços e das pernas; por isso são imprescindíveis para engatinhar no desafio do terceiro trimestre.

Esse é o melhor momento para brincar com os tapetes de atividades (também chamados de "ginásio" ou "centro de atividades"). Inicialmente, deitado de barriga para cima, vou adorar brincar com os bichinhos que ficam presos aos arcos; depois quando conseguir ficar de bruços, vou querer ir em busca de espelhinhos, bichinhos, buzinas, luzes, texturas e cores diferentes; finalmente, quando estiver sentado, vou me divertir à beça, cercado por todos os brinquedos. Há também aqueles de placas de EVA, que parecem um quebra-cabeça, coloridos, com números ou letras. A grande vantagem de ambos é que me protegem do chão frio e duro, são atóxicos e feitos sob medida para mim.

Alguns podem até ser adaptados e servir de base para aqueles cercadinhos que deixam o papai e a mamãe tranquilos, por terem a certeza de que ali estou a salvo de qualquer risco enquanto precisam fazer suas coisas. No entanto, como outros animais, eu também não gosto nada de grades e com o passar do tempo não vou mais querer ficar preso.

Já aprendi a sentar sozinho!

Com frequência, quando estou sentado no chão e quero pegar um brinquedo que está um pouco mais distante, perco o equilíbrio e caio. Começo a chorar e a gritar para que você me sente de novo, já que sozinho ainda não consigo.

Vou praticando cair de lado e me apoiar com o cotovelo no chão, para pegar os brinquedos que estão mais distantes. Com isso aprendo a me apoiar no ombro, no cotovelo e na mão, mudando de posição sem precisar de ajuda.

Estou começando a colocar em prática um movimento importante – virar o corpo –, que os especialistas chamam de rotação do tronco, a qual serve para manter o equilíbrio diante da força da gravidade.

Não tem nada melhor que ficar sentado no chão cercado de brinquedos por todos os lados. Se você coloca alguns deles perto de mim e outros, os mais interessantes, um pouco mais longe, vai me ajudar a praticar essa posição e no fim não haverá brinquedo que escape de minhas novas habilidades.

Com essa idade consigo me sentar sozinho e manter a posição com segurança. Estou iniciando alguns movimentos para engatinhar. Além disso, agora examino os objetos com muito mais precisão.

Dos nove aos doze meses: quero ser um leão!

Consegui! Agora sim pareço um leão. No começo não foi fácil, levei vários tombos enquanto praticava a posição, mas valeu a pena.

Estou com nove ou dez meses. No início foi complicado porque a minha vontade era ir para a frente, mas meu corpo ia para trás; não conseguia coordenar o apoio das mãos. Depois adquiri ritmo e, agora, ninguém me segura!

Engatinhando posso ir realmente bem longe, passo por baixo da mesa, das cadeiras ou por cima das almofadas; inclusive, posso começar a subir a escada engatinhando.

Pular e cantar

Adoro quando você me segura enquanto eu fico dando pulinhos em cima de suas pernas. Observe quando estou agarrado à grade do berço, de pé, e começo a pular e gritar, não importa se estou feliz ou zangado.

Com esses movimentos, ao encolher ou esticar as pernas e mexer os quadris de um lado para outro, minhas pernas ficam mais fortes e conseguem manter o peso do corpo, ora em uma perna, ora em outra. Começo a pular, parece que estou dançando, e se os adultos me acompanham cantando, então, não vou querer parar. É muito divertido! E, de quebra, também começo a cantar.

Gosto muito quando você me ensina canções novas e me estimula a dançar; meu corpo vai sendo tomado pelo ritmo. Com certeza, quando crescer, serei uma pessoa que gostará de música. Além disso, observando seu sorriso, vou aprendendo a decifrar emoções.

Dançar me ajuda a coordenar os pés para, mais tarde, aprender a andar. Ao mesmo tempo, meu cérebro vai armazenando essa informação e a incorpora como um novo aprendizado.

É muito importante que eu seja estimulado a começar a engatinhar, pois, com isso, exercitarei meus músculos, aprenderei a coordenar movimentos e me transformarei em um autêntico equilibrista. Entretanto, é imprescindível que você dê uma volta pela casa de gatinhas, para descobrir se há possíveis perigos ao meu alcance e retirá-los a tempo. Experimente compartilhar comigo as atividades a seguir.

Atividades para aprender

- **Cegonha.** Se você percebe que estou tendo dificuldade de levantar a barriga quando estou deitado, experimente passar um lençol por debaixo dela e me erguer segurando as duas pontas; desse modo, consigo manter o tronco na posição adequada para engatinhar sem problemas.

- **Que brinquedo mais lindo!** Sente-se no chão com as pernas esticadas e faça com elas uma barreira entre mim e meu brinquedo favorito. Você verá que sou capaz de superar qualquer obstáculo para alcançá-lo. Se perceber que estou com problemas, poderá me ajudar dando um pequeno impulso com as mãos.

- **A duas mãos.** Brinque de me segurar pelas pernas como se estivesse empurrando um carrinho de mão; assim meus braços vão se tornar fortes e me ajudar a chegar até onde eu quiser. Segure um pouco minha barriga se notar que ainda tenho dificuldade de erguer o tronco.

Atividades para me aperfeiçoar

- **Vou te pegar!** Essa brincadeira é muito divertida e, sem perceber, logo vamos estar apostando corridas. Fale que vai me pegar, finja que está me alcançando e verá que festa de gritos e gargalhadas! Vou querer repetir a brincadeira várias vezes, sem parar. Se adicionarmos uma bola à corrida, melhor ainda!

- **Do outro lado do túnel.** Forre uma caixa de papelão com papéis de cores e desenhos chamativos e comece a me chamar da extremidade oposta. Pode demorar um pouco, insista até conseguir me convencer, porque preciso tomar coragem, mas acabarei fazendo a travessia.

- **Corrida de obstáculos.** Quando você observar que já sou um especialista na arte de engatinhar, experimente dificultar um pouco as coisas colocando em meu trajeto diferentes obstáculos que me obriguem a mudar de direção; com isso, cada vez mais me aperfeiçoarei na técnica. Mas, cuidado com os obstáculos que escolher! Prefira objetos macios e sem pontas. Não queremos ter surpresas desagradáveis...

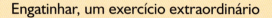

Engatinhar, um exercício extraordinário

Inúmeros estudos relacionam problemas de lateralidade com pouca prática de engatinhar. Por exemplo, alguns adultos, que ao serem indagados sobre a localização de uma rua hesitaram alguns segundos em apontar à direita ou à esquerda, também disseram não ter engatinhado na infância.

Engatinhar é uma atividade muito benéfica para o desenvolvimento global, e recomendamos sua realização antes ou depois de andar.

Por suas vantagens acreditamos conveniente salientar que:

- A criança que começa primeiro engatinhando talvez demore um pouco mais para andar, mas, quando o fizer, estará muito mais segura e conseguirá amortecer as quedas com as mãos e não com o rosto.
- Engatinhar tonifica e harmoniza a musculatura das costas e do abdome, o que é essencial para manter o equilíbrio diante da força da gravidade e da mobilidade posterior.
- Ao engatinhar a criança realiza rotações do tronco importantes para manter o equilíbrio. Além disso, os braços adquirem a força exata para refrear as quedas, e as mãos, o tônus necessário para mais tarde poder segurar o lápis de cera para colorir.
- A posição de engatinhar estabiliza a articulação dos quadris, fundamental para os bebês com diagnóstico de subluxação de quadril. Por outro lado, facilita o amadurecimento das estruturas dos pés, preparando-as para ativar suas funções.
- Engatinhando, realiza-se a coordenação do apoio das mãos e dos pés. Essa atividade prepara para o aprendizado da lateralidade e da coordenação corporal e espacial.

As crianças estão programadas para engatinhar, desde que tenham um espaço adequado para isso e que consigam colocar-se na posição correta.

Se a questão for o frio, basta forrar o chão com um tapete ou uma manta. Na maior parte das vezes, no entanto, o que impede o gateio é a ansiedade dos adultos para que os pequenos comecem a andar logo.

Primeiro sentado, agora de pé

Agora que me sinto seguro para engatinhar por toda a casa, vou tentar ficar de joelhos para abrir as gavetas e olhar o que têm dentro. O problema é que existem muito mais coisas para ver mais acima, nas prateleiras dos móveis. Decido me segurar no sofá e com a força dos braços – ufa! – erguer o corpo até ficar ereto.

Olha só! Agora o mundo ficou muito mais atraente...

Que proeza! E que vertigem!

Aos poucos, vou aprendendo a facilitar as coisas: fico de joelhos, apoio o corpo em uma perna, coloco o outro joelho na frente, um último impulso e... viva! Estou de pé! Depois, seguro nas pernas do papai ou da mamãe, ou estico os braços para que alguém me segure, mas nem sempre dá tempo... e então, poft! Caio de novo! A sorte é que nessa idade as crianças usam fraldas, que amortecem o baque.

Andando, mas primeiro de lado

Começo a andar em volta do sofá, das cadeiras, do berço, e por todos os lugares onde consiga me segurar. Quando termina o sofá e não encontro nada para me segurar, dou meia-volta ou desço ao chão e começo a engatinhar.

Preciso percorrer toda essa distância me apoiando nos móveis e nas pessoas que me cercam, a fim de que meu corpo tenha tempo para organizar os mecanismos necessários para andar e correr com autonomia.

Nesses meses consegui engatinhar com muita agilidade, sentar sozinho rapidamente, ficar de pé e andar de lado. Também aumentei o tom da minha voz: agora choro e grito mais forte, coisa que a mamãe e o papai, com razão, não apreciam muito.

4. O caminho até os três anos

Já me soltei

Tremendo estardalhaço que meus pais fizeram! A todo instante estão contando a alguém que comecei a andar sozinho. Até parece que se esqueceram de todas as conquistas anteriores, que me prepararam para tal odisseia.

Depois de várias semanas de ensaio, andando de lado, deparei-me com um dilema: a bola estava longe, havia um espaço muito grande entre uma cadeira e a outra, mas me soltei e – surpresa! – não caí. Meus pés começaram a se movimentar até chegar à cadeira onde estava a bola. Mas não foi nada fácil!

Comecei a andar a passos curtos e lentos, com os braços preparados para colocar as mãos no chão caso perdesse o equilíbrio. Já um amigo meu começou com passinhos rápidos, porque achava que se sustentava melhor andando depressa.

O caso é que nós dois estamos agora treinando para não cair. Subo e desço do sofá, abro as gavetas mais altas, que estão cheias de coisas coloridas que eu quero descobrir.

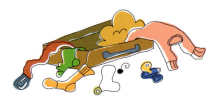

Agora vou colocar em prática o que consegui com tanto esforço neste primeiro ano. Começo a dar pequenas corridas, caio com muita facilidade, mas cada vez amorteço melhor as quedas e não abro o berreiro todas as vezes. Ao contrário, às vezes dou boas gargalhadas e, com força e coragem, me levanto e volto a andar.

Abre-se diante de mim um mundo cheio de possibilidades e surpresas que quero descobrir...

O mundo pode ser perigoso

O que aconteceu? Agora que consigo me locomover com bastante liberdade quando estou de pé, não paro de ouvir: "não mexa nisso"; "não suba aí"; "cuidado!". Parece que vocês trocaram a alegria dos primeiros dias pelo medo de que posso quebrar tudo ou me machucar a qualquer momento. Começo a sentir que o mundo que me cerca pode ser perigoso. Pelo visto vou passar os primeiros anos da minha vida ouvindo milhares de "não!".

Terei de descobrir o que posso e o que não posso alcançar, a partir da própria experiência e com a ajuda de vocês.

Será bom para mim que me apresentem uma alternativa: "Não pode mexer nestas garrafas de vidro, mas pode brincar com estes potes de plástico"; "Não pegue os talheres... pegue esta colher de madeira" etc.

Em breve terei a minha segunda festa de aniversário

Desde que comecei a dar os primeiros passos até hoje, a minha vida tem sido uma aventura. Comecei devagar dando passinhos e levando muitos tombos, até conseguir calcular bem a distância para não trombar com móveis, batentes de portas, cantos de mesas... E olha que há coisas em casa! Cada uma com seu tamanho, forma, altura e diferentes materiais. Desviar de tudo não é tarefa fácil. Mas estou conseguido! E agora quase nem percebo que ando com muito mais liberdade. É o milagre do cérebro, que codificou as informações que lhe enviei através dos meus sentidos e das minhas experiências.

Posso dizer que tenho tudo sob controle e que meu corpo se movimenta com mais segurança. Mas não posso evitar a vontade de vencer novos desafios, subir um pouco mais alto, pular e correr à toa ou fingindo ser um carro, um avião, um trem. E o melhor de tudo é que consigo brecar e virar com segurança. É uma grande proeza. Contudo, ainda preciso de alguma ajuda para subir a escada.

A caminho dos três anos

Agora sim sou um artista da motricidade. Pulo, corro, viro e me divirto brincando com os movimentos. É por tudo isso que adoro os parquinhos, com seus escorregadores e balanças fantásticas. Quando caio, me levanto muito rápido, embora ainda precise de consolo depois do tombo.

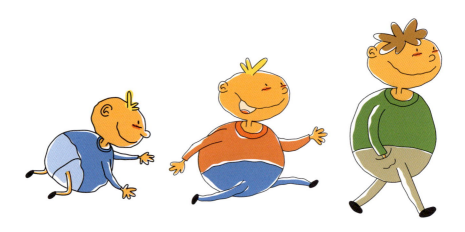

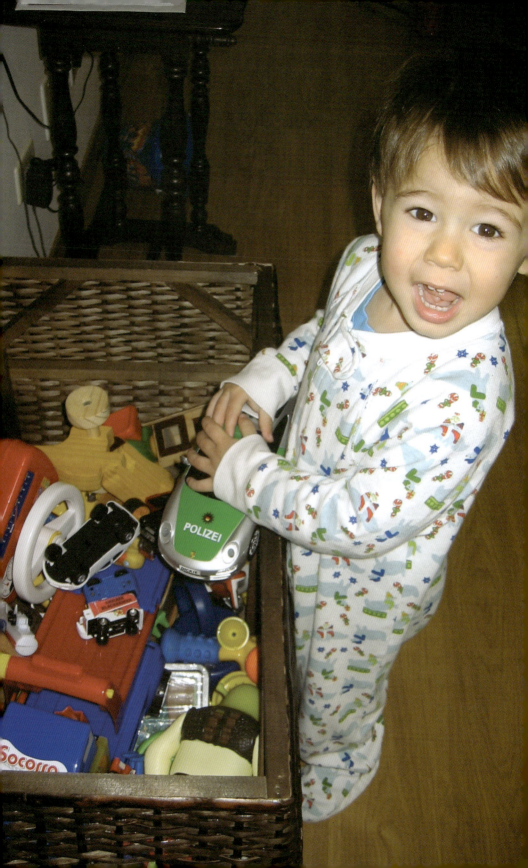

5. Carregadores, carrinhos, cercados e cadeiras de alimentação

Carregadores

Alguns carregadores foram desenhados para as primeiras semanas do bebê. São os chamados *slings*: têm o formato de rede, que o papai ou a mamãe carregam a tiracolo e onde me colocam deitado junto ao seu corpo. Muitas mulheres em todo o mundo transportam assim seus bebês. São muito confortáveis, mas é preciso ter cuidado para que eu fique bem encaixado; caso contrário, se houver algum espaço entre mim e o corpo da mamãe, posso cair. O pessoal da loja explicou que também pode ser usado dos seis aos nove meses, preso às costas, para me carregar sentado sobre o quadril do papai ou da mamãe.

Existe ainda outro modelo que é preso por alças e fico coladinho no corpo da mamãe ou do papai, por isso é chamado de *canguru*. Demorou mais para me acostumar com ele, porque no começo é um pouco desconfortável. Por fim, conseguiram me ajeitar de modo que fiquei com a postura de uma rã: as pernas abertas e o quadril flexionado, com os joelhos a uma altura ligeiramente superior ao bumbum. Além de essa posição ser ótima para mim, uma vez que favorece o desenvolvimento das articulações do quadril, o meu rosto fica encostado no peito do papai. Posso ouvir seu coração e sentir o cheiro do seu corpo. Que gostoso!

Na loja também mostraram alguns modelos que o adulto carrega nas costas, para bebês maiores. Tomara que meus pais comprem um desses; deve ser bom ficar lá em cima, só apreciando a vista... São ideais para caminhadas mais longas; muitos deles, inclusive, têm uma espécie de toldo para me proteger do sol. Isso já não me agradou nada. Vocês vão ver a guerra que vamos declarar por causa dele! Uma boa alternativa seria um chapeuzinho fresco e com abas largas. É muito importante avaliar bem se realmente vai valer a pena comprar esse canguru para caminhadas longas; se a pessoa que for me carregar não estiver em forma, posso me transformar num "fardo" bem pesado.

Carrinhos de bebê

Quanta variedade! Há os que são práticos, outros sofisticados... Por fim, a mamãe escolheu um modelo múltiplo, que pode ser usado desde as primeiras semanas até quatro ou cinco meses.

Durante a compra, o vendedor foi explicando aos meus pais que, antes de decidir, deveriam levar em conta a minha idade e a estação do ano em que começarei a usar o carrinho.

Meus pais procuravam um carrinho leve e, sobretudo, fácil de guiar e prático na hora de dobrar.

Antes de comprar o carrinho é preciso observar também o tecido do revestimento, que pode ser de algodão ou poliéster. Deve-se perguntar qual é o material que suja menos e o mais resistente, porque nós, bebês, não paramos quietos.

Outro aspecto muito importante é o sistema de rodas: algumas são pequenas e giratórias e outras, grandes e fixas. Tudo vai depender de onde moramos, no campo ou na cidade, ou se vocês vão me transportar por superfícies lisas ou terrenos acidentados. Não esqueçam também dos freios, que servem para bloquear o carrinho quando não estivermos andando: quero me sentir seguro!

Andadores

Existe um brinquedo que no começo a mamãe gostou muito: chama-se *andador*. Colocaram-me dentro e, como tem rodas, eu me diverti empurrando e andando. Felizmente, estava conosco uma amiga da mamãe que já tem filhos e parecia entender bastante desses acessórios.

Segundo ela, os andadores podem deformar as costas e as pernas das crianças, além de provocar quedas, razão pela qual foram proibidos em muitos países. Nossa! Acontece que com eles as mães têm certeza de que não vamos nos machucar nem quebrar nada. Também se sentem mais livres para realizar suas tarefas domésticas, sabendo que estamos sob controle.

Principalmente aos sete ou oito meses, quando os bebês querem engatinhar e se deslocar pelo chão, parece que os andadores ficam na moda. Entretanto, uma vez mais lembro a vocês da importância de engatinhar para o meu desenvolvimento. Colocando-me no andador, estarão me privando de muitos momentos para praticar o gateio. Alguns pais pensam que o andador ajudará seus filhos a aprender a andar, mas estão muito enganados. A idade de início da marcha autônoma é absolutamente independente do uso do andador, já que os movimentos das pernas no andador são muito diferentes dos movimentos usados depois, quando se começa a andar.

Pode ser que o andador seja útil para a mamãe, mas não é muito conveniente para mim. Se você me colocar nele, então que seja por curtos espaços de tempo, por favor!

Cercados

Os cercados são espaços delimitados, de muitos tamanhos, formas e cores, cujo objetivo é que as crianças permaneçam dentro deles brincando. Muitas vezes se transformam em depósitos de brinquedos com os bebês dentro.

Existem inúmeros modelos: redondos, quadrados, ovalados; alguns são camas dobráveis. São ideais para quando saímos de férias. As cercas podem ser

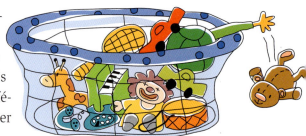

de rede, transparentes ou de tecido. De todo modo, limitam minha necessidade de explorar o ambiente e desenvolver minhas capacidades, já que costumam ser bastante reduzidos.

Se vocês acreditam ser conveniente que passe algum tempo no cercado, então é melhor que ele seja grande. No mínimo deve ter 1,5 x 1,5 metros. E não convém encher de brinquedos, já que preciso de espaço para me locomover com liberdade.

Bebês-conforto e cadeirinhas

Já expliquei anteriormente que durante os três primeiros meses gosto de ficar de bruços ou de costas. Posso ficar no chão, sobre um cobertor ou tapete, no bebê-conforto, em uma espreguiçadeira, ou cadeirinha de balanço em posição semirreclinada para que minhas costas descansem. Toda vez que eu me mexo, ela balança. É muito bom!

As lojas também vendem cadeirinhas de balanço presas a um tripé e acompanhadas de música. São muito adequadas para quando, por razões orgânicas, digestivas ou respiratórias, o pediatra aconselha que eu fique um pouco reclinado, ou também se estiver com dificuldade para dormir durante o dia e ficar muitas horas acordado. O bebê-conforto, o tapete e a espreguiçadeira formam um bom conjunto.

Contudo, alguns pais acreditam que o bebê-conforto é o lugar mais seguro e confortável para nós bebês, e nos deixam ali durante horas: para brincar, dormir, comer e passear. Mas isso não é recomendável! Os especialistas dizem que ficar sempre nessas cadeirinhas nos três primeiros meses prejudica o controle das costas, que, com o tempo, vão se encurvando. Além disso, não estimula o controle da cabeça e do tronco da mesma forma que se ficássemos no chão, de bruços, por exemplo. Pesquisas mostram, ainda, que a permanência por muito tempo na posição semissentada pode provocar vômitos em crianças com refluxo e diminuir a oxigenação do sangue, em especial durante o sono.

Agora, vou falar dos passeios de carro. Sempre que a gente sai, mamãe me coloca na cadeirinha instalada no banco de trás. Sempre peço – chorando, é claro – para ir no colo, mas mamãe diz que não. É que se houver uma freada brusca, o corpo dela acabaria me esmagando em vez de me proteger. Além disso, é lei que toda criança até os sete anos e meio (ou até 1,45 m de altura) ande nos veículos presa a essas poltronas especiais. Os papais que não respeitam isso, levam multa!

Há três modelos principais de cadeirinhas:

- **Bebês-conforto:** adequados para bebês – como eu! – que pesem até 9 kg. Possuem uma base que fica acoplada ao cinto de segurança, o que facilita a sua retirada sem me incomodar, mesmo que eu esteja dormindo. Devem ser colocados de costas para o banco da frente do carro, porque isso protege meu delicado pescocinho em caso de impacto.

- **Poltronas reversíveis:** são projetadas para carregar desde recém-nascidos até crianças de cerca de 16 kg ou mais. Antigamente, a orientação era para que fossem viradas para a frente quando os bebês completassem um ano e atingissem 9 kg, mas hoje em dia os especialistas recomendam que as mantenham viradas para trás pelo máximo de tempo possível, o que nos deixa irritados muitas vezes, porque adoramos olhar para a mamãe!

- **Acentos de elevação (*boosters*):** São "banquinhos" que servem para a criança ficar mais alta e, dessa forma, usar o próprio cinto do carro na posição correta. Mas só vou poder experimentá-la quando tiver mais de quatro anos de idade!

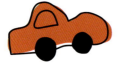
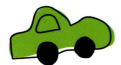
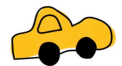

A rainha das cadeiras de alimentação

Existem cadeiras de alimentação feitas de tecido que ficam presas à mesa e são muito práticas, para quem já tem oito ou nove meses, especialmente quando se vai a restaurantes. É gostoso ficar na mesma altura que os adultos!

Há um modelo ainda mais prático; trata-se de uma cadeirinha de tecido que é colocada em cima da cadeira dos adultos e que se adapta a todas as situações. É muito leve e totalmente dobrável.

Mas a rainha por excelência das cadeiras de alimentação é feita de madeira, alumínio ou plástico, é regulável e tem uma pequena mesa na frente. Isso me permite brincar com os objetos e comer perto dos adultos.

Alguns modelos podem ser regulados à medida que vou crescendo, e outros se transformam em mesa e cadeira separadas (considere que será usada durante muitos anos). Procure a cadeirinha que melhor se adapte ao espaço da casa e que seja fácil de levar de um lugar a outro, para que possamos estar sempre juntos.
Só o fato de ver e ouvir você já me deixa feliz.

A cadeira de alimentação é um lugar ótimo para ficar. É ideal para brincar com peças de montar, olhar livros de histórias e, naturalmente, comer; porém, se eu não demonstrar muito interesse na comida, experimente deixar algumas revistas com figuras ao meu alcance e vai ver com que facilidade raspo o prato.

Outro objeto que vi na loja é um balanço que fica preso no batente da porta... adoraria ter um desses! Mas não convém deixar-me balançando sozinho. Também é desaconselhável colocar-me no balanço, se ainda não tiver controle sobre o corpo.

6. Para ter certeza de que está tudo bem

Cada coisa a seu tempo

É possível que eu realize as atividades próprias para a minha idade no momento previsto, antes do tempo ou que precise de algumas semanas a mais. Pode haver uma margem de duas a quatro semanas, passadas as quais será preciso investigar se o motivo da dificuldade é de caráter postural ou funcional.

Os motivos podem ser diversos. Talvez minha musculatura ainda não tenha tônus suficiente para me manter sentado, de joelhos ou de pé, já que me desequilibro com facilidade. Também pode ser por falta de motivação ou desinteresse pelo ambiente.

Sugestões de ajuda

Existe uma infinidade de jogos e brincadeiras que podem ajudar a alcançar meus objetivos e que servirão para avaliar se meu corpo é capaz de sustentar todas as posições de acordo com a idade.

- **Até os três meses.** Coloque-me deitado no berço, de costas, e deixe-me espernear à vontade. Se estiver frio, prefiro que me vista um pijama de flanela, para que eu tenha mais liberdade. Mude com frequência a posição dos brinquedos na cama para evitar que me aborreça e perca o interesse de continuar explorando o entorno, mas coloque-os sempre dentro do meu campo de visão. Adoro os móbiles e também gosto que você a todo momento me mude de posição. Se me deitar de bruços, vai ver que cada vez levanto mais o pescoço para não perder nenhum detalhe daquilo que me cerca. Reduza paulatinamente a quantidade de apoio que me oferece, já que, se tudo correr bem ao longo destes três meses, os músculos

MINHAS PRIMEIRAS CONQUISTAS

do meu pescoço terão adquirido força e não será necessário tanto apoio.

- **Até os seis meses.** Essa é a hora de começar a testar meu equilíbrio. Sente-me em seu colo e brinque comigo. É muito gostoso quando você me balança de um lado para o outro. Quando eu estiver de bruços, fique de joelhos na minha frente e puxe minhas mãos com delicadeza: vai ver como levanto a cabeça e a parte superior do tronco. No fim desses seis meses já terei aprendido a me virar e poderei levantar a cabeça, os ombros e o peito do chão.

- **Até os nove meses.** Como você já sabe, essa é a etapa na qual o jacaré se transforma em leão. Faça com que eu passe bastante tempo brincando no chão, de bruços, assim vou me especializando na arte de engatinhar. Cada vez mais consigo sustentar meu corpo; procure colocar-me de pé algumas vezes por dia agarrado às suas pernas ou a algum móvel, mas não me perca de vista! No fim desse período já serei capaz de sentar sozinho, engatinhar sem parar e começar a me manter de pé.

- **Até os 12 meses.** Continuo engatinhando sem parar, mas agora você tem de criar alguns desafios: chame por mim, de longe, e deixe que eu vá ao seu encontro; ensine-me a mudar de direção e a superar obstáculos no meu caminho. É o momento de começar a andar como os adultos. Aumente progressivamente a distância entre os móveis que me servem de apoio; sobretudo, estimule-me muito e me dê toda a confiança do mundo, pois só assim me sentirei capaz. Se tudo correr bem, isso será tudo o que terei conseguido ao finalizar esse período.

- **Até os 15 meses.** Já sei andar; agora só falta ganhar estabilidade. A primeira coisa a fazer é começar a explorar o terreno no qual, a partir de agora, vou me movimentar. No início abrirei os braços para a frente e bem distantes do corpo, mas, à medida que for ganhando confiança, meu movimento será cada vez mais harmonioso e elegante. Quando me levar para fazer compras ou passear, deixe que eu corra à vontade e aproveite a oportunidade para aprender a subir os primeiros degraus, embora a princípio faça isso sentado ou engatinhando. Estimule-me a recolher os brinquedos do chão e a dar meus primeiros dribles como jogador de futebol. Certamente você ficará exausta, mas é importantíssimo que me parabenize de maneira efusiva após cada uma de minhas façanhas.

Ah! Uma última recomendação geral: não me deixe dormir mais que o necessário (um diário de sono seria útil), caso contrário, estará deixando escapar muitas oportunidades de me ajudar a alcançar esses objetivos.

O segredo para um desenvolvimento harmonioso

No processo de desenvolvimento dos primeiros anos, não existe uma idade fixa para a conquista de determinadas capacidades; por isso, é realmente difícil saber se uma criança está realizando esse processo de maneira harmoniosa. Apesar da pluralidade existente, devemos saber quando uma atividade não está sendo feita no tempo adequado, quanto tempo podemos esperar e quando devemos nos preocupar.

As variações no desenvolvimento são normais. Devemos pensar que cada criança tem sua própria maneira de se movimentar, algumas vezes diferente da maioria, o que, a princípio, não impede que vá adquirindo suas capacidades. Entretanto, se observarmos atividades que interferem, dificultam ou retardam o desenvolvimento, será essencial procurar a orientação de um especialista sobre a forma adequada de ajudar o pequeno.

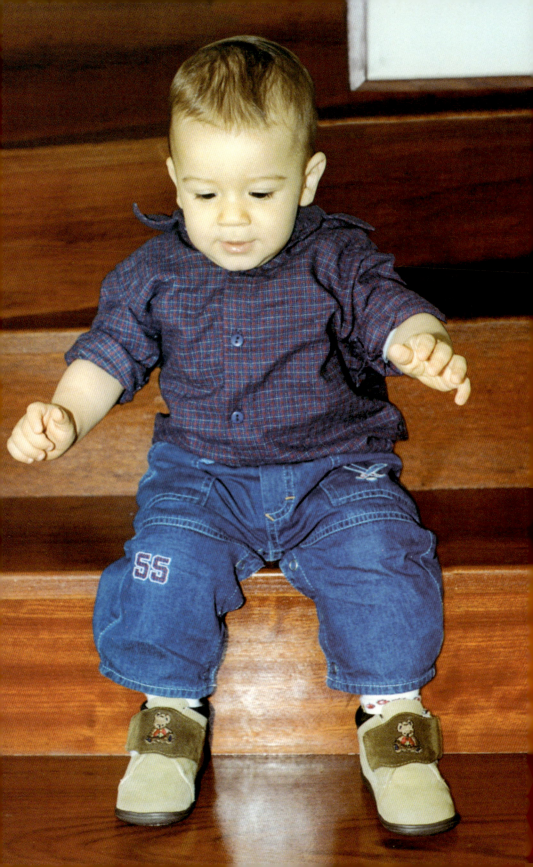

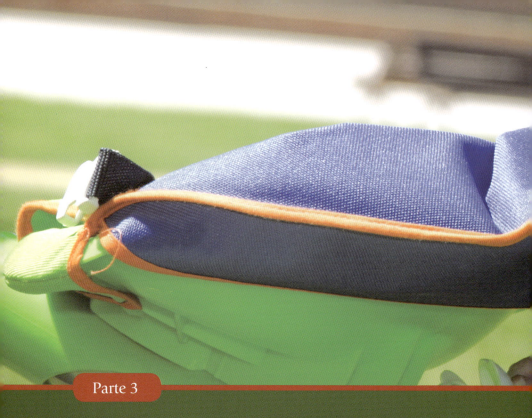

Parte 3

Penso, logo existo

1 Quando começo a pensar

2 Escutar, pensar e falar

3 Brincadeiras e brinquedos

4 Canções e histórias

5 Também podemos brincar em casa

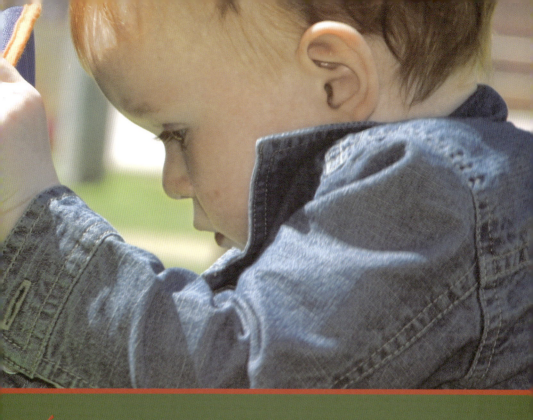

É apaixonante observar a expressão de surpresa de nosso filho quando faz uma nova descoberta.

Ficamos encantados quando esconde um brinquedo em um lugar insólito, ou descobre que a imagem do espelho é a sua, ou no instante mágico que começa a cantarolar uma música que nos ouviu cantar mil vezes. No dia a dia existem tantos momentos em que nosso filho nos mostra como está crescendo! A noção que tem de si próprio, de nós e do mundo avança rapidamente. E o prazer que demonstra com cada uma de suas conquistas transforma a tarefa de ser pais em algo muito gratificante.

Os três primeiros anos são a base da posterior formação física, psíquica, emocional e relacional de nosso filho.

Participar de seus progressos e de seus pequenos contratempos nos torna parceiros de seu desenvolvimento e fortalece nossos laços. Viver com prazer essa etapa tão curta e tão intensa, dedicando-lhe tempo, é o melhor investimento que podemos realizar.

1. Quando começo a pensar

O que é isso?

Minha curiosidade emerge explosivamente. Quero descobrir tudo o que vejo, escuto e toco. Começo a colocar em ação minhas capacidades e, de repente, descubro que posso interferir nas coisas e interagir com as pessoas que me cercam.

Quando vejo você sorrio, e você retribui meu sorriso. Quando estou sentado na cadeirinha de alimentação, pego um brinquedo, observo e em seguida o arremesso ao chão para ouvir o som que faz ao cair. Como é bom jogar brinquedos no chão! Não tem um barulho igual ao outro! Depois grito ou choro para que alguém os recolha, e começo a jogá-los novamente. Não tenho intenção de irritar, acredite. Essa experiência faz com que elabore estratégias para conhecer as coisas: sua forma e utilidade. É muito importante que você não brigue comigo quando atiro os brinquedos; se prestar atenção, verá que não perco um detalhe, que estou "explorando" o mundo.

Como se chama?

Durante o primeiro ano associo os sons aos objetos, às vozes e às pessoas. No decorrer do segundo ano, então, minha capacidade de associação está no auge. Entendo que as coisas têm um nome que vou aprendendo: "colher", "sapato", "toalha", "cachorro", "lua", "sabonete", "estrela"... Ufa! Tenho muito que aprender, com tantos nomes e coisas à minha volta. E depois há as pessoas: "mamãe", "papai", "vovó", "tio Davi"... O mais difícil de tudo é que a mamãe chama o papai de "José", e o papai chama a mamãe de "Ana". Por que será que eles têm dois nomes? Com os avós é a mesma coisa. Não, é pior, cada um tem três nomes. Veja o caso da vovó, por exemplo: o nome dela é "vovó", mas o papai a chama de "mamãe" e a mamãe a chama de "Vicentina". Que confusão! Se tiver de aprender tantos nomes, terei de repeti-los durante muito tempo até decorá-los. Enquanto não tiver mais de três anos, ainda vou me enganar muitas vezes.

Imito tudo que você faz

Observo seus gestos e começo a querer imitá-los: penteio seu cabelo, coloco a colher na sua boca, faço em você os mesmos carinhos que recebo, tento beijar você como você me beija. Fingir que estou falando ao telefone é algo que não resisto. Também gosto de folhear as revistas, embora algumas vezes as amasse ou rasgue um pouco, mas é sem querer.

Faço tudo isso porque a imitação me ajuda a reter e armazenar as informações do ambiente. Quando crescer mais um pouco calçarei seus sapatos, colocarei o boné ou o gravata do papai, ou os anéis e colares da mamãe para imaginar que, quando crescer, serei tão forte e bonito/a como vocês.

A inteligência psíquica e emocional

Muito já foi escrito sobre a inteligência. Uma definição poderia ser esta:

Inteligência é a capacidade humana de encontrar o equilíbrio com o ambiente; para isso precisamos desenvolver estratégias de conhecimento e adaptação, assim como a habilidade de resolver conflitos e reagir diante das mudanças que acontecem em qualquer interação. Um clima emocional sereno e o próprio desejo de se relacionar com o ambiente favorece todo esse processo.

Atualmente, sabemos que a inteligência não se resume apenas à assimilação de conhecimentos acadêmicos, mas também a um bom controle das emoções. O segredo reside em ser capaz de estabelecer relações equilibradas nas áreas pessoal, familiar, social e profissional.

Da imaginação à criatividade

Também gosto de brincar com meus bonequinhos e dizer-lhes coisas como as que você me diz. Com eles, imito as diferentes atividades que observo em casa: coloco roupinha, dou comida, banho e, principalmente, se estiver bravo, dou bronca e ponho de castigo, como você faz comigo; desse modo libero meus sentimentos.

Faço de conta que sou um carro, ou um trem, e corro pela casa buzinando: "fonfom!" "piuí, piuí!"... Com algumas cadeiras construo uma casa, e uma caixa de papelão vira um navio. Minha mente voa vertiginosamente querendo imitar tudo que vejo.

Por quê?

Começo a fazer infinitas perguntas e quero saber o porquê de tudo: "Por que tenho de comer?", "Por que tenho de ir para a escola?"... Procuro respostas para tudo. Quando crescer mais um pouco, vou querer saber por que é de noite, por que as pessoas morrem, por que existem guerras, por que você vai trabalhar... E o "por quê?", felizmente, me acompanhará durante muitos anos, já que a curiosidade me impele a descobrir tudo.

Sei que nem sempre é fácil encontrar respostas adequadas para minha idade. Considere estas sugestões para colocá-las em prática na minha próxima pergunta:

- Preste atenção em mim e escute o que eu digo.

- Não me diga mais do que quero saber. Com frequência você aproveita cada uma das minhas perguntas para transmitir todos os seus conhecimentos; sei que a sua intenção é a melhor, mas acabo ficando mais confuso.

MINHAS PRIMEIRAS CONQUISTAS

- Esforce-se para me dar respostas sinceras, naturais, simples e adaptadas ao meu nível de compreensão.

- Use exemplos concretos para me ajudar a compreender melhor suas respostas.

- Não é obrigatório responder na hora. Reconheça que você não sabe tudo. Se eu fizer alguma pergunta embaraçosa, para a qual ainda não tenha uma resposta preparada, diga que não sabe, que vai se informar e que depois me explica.

- Não se esquive. Se você me fizer sentir livre e confiante para perguntar, no futuro continuarei perguntando e será mais fácil procurar você quando tiver dúvidas mais "complicadas".

- Não ria de mim. Se fizer isso, não perguntarei mais e procurarei outras fontes, provavelmente menos confiáveis e adequadas, para descobrir o que quero saber.

É muito importante que você alimente minha curiosidade inata; as respostas que for me dando farão parte de minha educação familiar e marcarão nosso estilo de comunicação no futuro.

Dilema: escolher é renunciar

O dilema diante da escolha é um fato habitual. Como adultos, na vida cotidiana, temos de tomar decisões o tempo todo. O medo de errar, de não fazer a melhor escolha, de perder algo que também queremos, aflige-nos em algumas fases da vida. Para as crianças, aprender a fazer opções costuma gerar muita ansiedade. Falaremos disso mais adiante. Não devemos pressionar os pequenos a escolherem constantemente, mas podemos acompanhá-los em suas opções e não repreendê-los quando se equivocarem.

Quero tudo!

Adoro descobrir as possibilidades dos objetos: bater um contra o outro para ver o que acontece, desmontá-los, arrastá-los... Além disso, quero tudo e já! Minha curiosidade não admite esperar. Algumas vezes você pede que eu empreste o baldinho ou a pá de brincar na areia a alguma outra criança no parquinho, porque eu tenho dois. Acontece que estou usando os dois!

É muito complicado entender que tenho de dividir minhas coisas; também não consigo aceitar por que não posso pegar as coisas dos outros, se é essa a minha vontade!

Ainda vou ter de aprender que nem tudo é meu ou para mim. Preciso que me explique isso muitas vezes, até que finalmente eu aceite compartilhar meus brinquedos com as outras crianças.

Não quero renunciar a nada

Na ânsia de querer tudo, vejo-me em situações complicadas. Por exemplo, quando estou brincando com dois objetos, um em cada mão, e você me oferece um terceiro tão atraente quanto os outros, o que faço?

Tenho de decidir: continuo com os que tenho e fico sem o brinquedo novo; deixo um e pego aquele que você me oferece; ou seguro como posso os que tenho, pego também o outro e não renuncio a nada... Que escolha difícil!

Acontece com frequência, por volta dos três anos, de estar, por exemplo, no supermercado com o papai e a mamãe e cada um ter de ir para um lado. Sempre vem a pergunta: "Você quer ficar com o papai ou com a mamãe?". Na hora eu escolho um dos dois, mas no minuto seguinte já quero ir com o outro. A verdade é que não estou disposto a renunciar a nenhum dos dois, mesmo que seja por alguns minutos no supermercado!

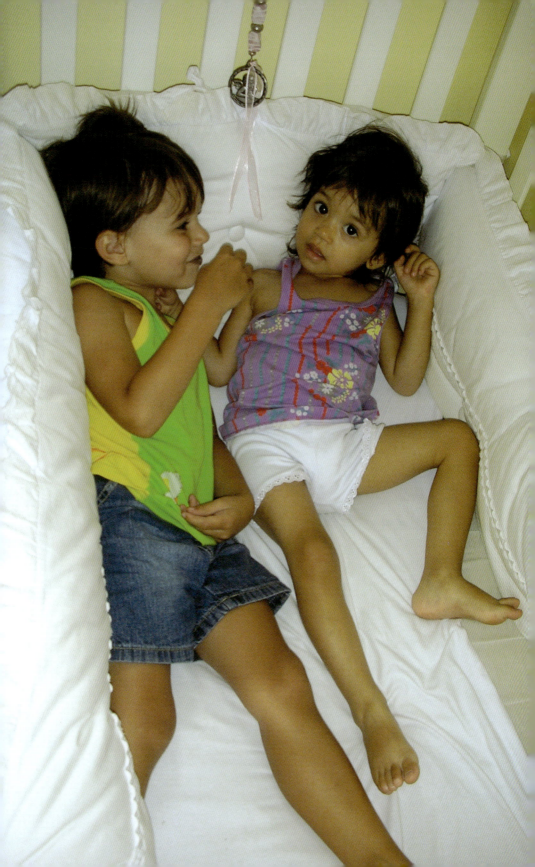

2. Escutar, pensar e falar

Quero conhecer o mundo

Por meio do papai e da mamãe conheço o mundo que me cerca; um mundo cujos limites, enquanto sou ainda muito pequeno, vão até onde minha vista alcança. Mas, quando começo a engatinhar, meus horizontes se ampliam consideravelmente; e, quando já ando, as possibilidades de explorar tudo que está a minha volta são ilimitadas. Aquilo que para os adultos é cotidiano e conhecido, para mim é uma aventura.

Como se diz?

Sinto grande curiosidade de saber o nome das coisas, e pergunto constantemente "como é o nome disto?". Pessoas, alimentos, roupa, brinquedos... nomes que você não necessita repetir muitas vezes, porque são armazenados em minha memória com grande velocidade.

Nunca como agora terei tanta facilidade de aprender. Mas você não tem de esperar tanto! Desde que comecei a sustentar a cabeça, adoro andar em seus braços por toda a casa enquanto aponta e diz o nome de cada coisa. Pendure cartazes com desenhos infantis na parede do meu quarto e repita para mim os nomes das figuras todas as noites antes de dormir.

Presto muita atenção ao seu modo de conversar comigo e às palavras que diz: sou o bebê "esponja".

MINHAS PRIMEIRAS CONQUISTAS

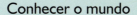

> **Conhecer o mundo**
>
> Existem duas teorias clássicas sobre a aquisição do conhecimento: aquela que propõe ser uma habilidade inata e outra que afirma ser resultante dos estímulos ambientais e familiares.
>
> Nos últimos anos, uma teoria intermediária tem sido defendida, segundo a qual é essencial haver um equilíbrio entre as capacidades de cada criança e o ambiente. Quando o clima familiar é adequado, o pequeno interage com o ambiente com mais sucesso.
>
> A ação da criança provoca uma reação nas pessoas e nos objetos, o que impulsiona ainda mais a sua curiosidade. E, mediante esse processo de ação e reação, produz-se o desenvolvimento cognitivo da criança.

A compreensão antecede a expressão

Começo a reter as informações de quase tudo que você me diz, sobretudo aquilo que gosto: reconheço a loja de conveniência quando passamos perto e, entre os pacotes de biscoitos expostos, sei exatamente os que quero. Compreendo parte do que você fala com o papai ou com suas amigas, e os comentários sobre meu comportamento.

Não se surpreenda se de repente eu fizer alguma coisa dessas coisas que você está dizendo; lembre-se de que para conseguir me expressar, primeiro tenho de entender. E isso eu faço muito bem.

Minhas primeira palavras

Minhas primeiras palavras começaram com sons que correspondiam ao meu estado de alegria, prazer ou inquietação: "Grarrrr", "Gugugu"...

Depois comecei a praticar "mamamamã" e "papapapá". E vendo a alegria que isso causava, não parei mais de repeti-las.

Mamãe dizia-me constantemente: "Olha, o papai está chegando", "Onde está papai?", frases que me ajudaram a relacionar a palavra "papai" com você. Foi muito divertido dizer "papai" pela primeira vez e ver que você atendia meu chamado e ficava muito feliz. Depois foi a mamãe que se empenhou em que eu aprendesse a chamá--la. Tivemos alguns dias de ensaio até que, por fim, falei: "Mamãe".

A partir daí não parei mais de praticar. Brinquei e fui fazendo sons espontâneos modulados, como se cantasse. Gritava, gemia... era uma experimentação sonora que, obviamente, você compreendia, uma vez que sempre respondia: "Que foi?", "Espere que já vou te ajudar". Isso fazia com que meus sons tivessem um significado para você e que eu ficasse cada vez mais motivado para melhorar a fala.

Sei imitar bichos!

Depois das primeiras tentativas linguísticas, começamos a brincar de imitar a voz dos bichos. É muito divertido: "A galinha faz có-có-có; a vaca, muuuuu; o pato, qua-qua; o gato, miau; e o cachorro, au-au".

A imitação e a insistência em pronunciar os sons fazem amadurecer a estrutura bucofaríngea necessária para poder articular palavras mais complicadas.

Não é fácil pronunciar...

Tenho tanta pressa de falar e ser compreendido que, muitas vezes, utilizo todos os sons ao mesmo tempo e invento palavras. No início você não entende o que quero dizer. Meu pensamento é mais rápido que a minha capacidade de articular as palavras. E algumas são mais complicadas, não pela compreensão do significado, mas pela fonética. Por exemplo, quando existem duas consoantes seguidas, quase sempre erro na pronúncia e digo "tles" em vez de "três",

MINHAS PRIMEIRAS CONQUISTAS

ou "folor" em lugar de flor. Algumas vezes você acha graça, outras me corrige. Estou nessa fase em que os erros são engraçados.

Por que você não me entende?

Minhas primeiras conquistas na fala consistem em pronunciar duas palavras simples juntas: "mamã, vem", "papá, dá", "nenê auá", "nenê bola". Mais tarde começarei com frases um pouco mais longas – por volta dos três anos, aproximadamente. Agora que sou mais eficiente falando, uso apenas as palavras necessárias para que você me entenda.

Algumas vezes a mesma palavra tem dois significados. Por exemplo, "papa" pode indicar que estou chamando o papai ou que quero comer. Eu sei o que quero dizer e dou como certo que você também saiba. Quando isso não acontece, não consigo aceitar que não entenda o que estou dizendo e fico bravo!

A importância do pensamento na linguagem

O pensamento pode ser definido como a capacidade de mentalizar imagens para planejar ações. Pensar facilita a transição de um presente com objetos concretos e visíveis para um futuro ou passado indeterminado, graças à capacidade de abstração. O pensamento evolui para o raciocínio, que é mais elaborado e complexo.

A habilidade de verbalizar palavras com significado é uma capacidade mental ativa e em constante evolução. As crianças assimilam a fonética, o significado de cada palavra, a união entre as palavras e sua utilização de acordo com as circunstâncias e as pessoas às quais se dirigem.

A evolução da linguagem gestual e dos sons para a linguagem verbal é um grande passo na capacidade psíquica da criança.

Falando idiomas

Demorou, mas entendi! A mamãe e o papai não falam a mesma língua, não nasceram no mesmo país. Já desconfiava, porque a forma de falar de cada um é diferente: as palavras não são as mesmas. Agora que vou fazer três anos, sei que se expressam em idiomas diferentes.

No início misturava todas as palavras, mas agora não me atrapalho mais; quando estou com a mamãe falo no idioma dela, e com o papai, no idioma dele.

Acho que demorei um pouco mais que as outras crianças para falar bem, mas, em compensação, agora sou bilíngue! Algumas pessoas se surpreendem pelo fato de crianças muito pequenas falarem mais de uma língua. Não sabem que, com essa idade, é muito mais fácil aprender idiomas. Trata-se de adquirir um vocabulário mais amplo que o das crianças monolíngues. Com o tempo conseguimos diferenciar automaticamente os idiomas e paramos de misturá-los.

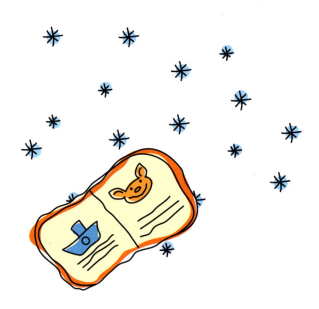

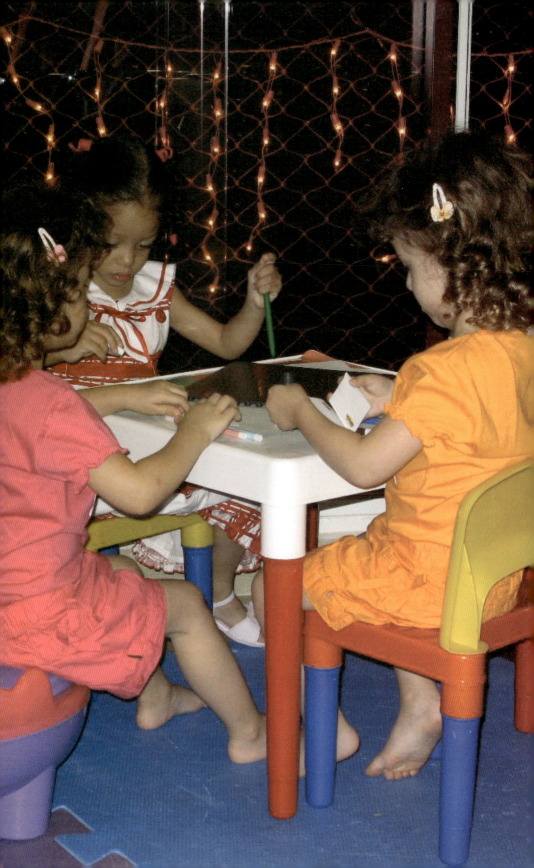

3. Brincadeiras e brinquedos

A vida é uma brincadeira

Realmente, é por meio das brincadeiras e dos brinquedos que vou conhecendo o mundo.

Existem muitas formas de brincar. E se você participar será uma maneira de fortalecer os nossos laços de amor.

Algumas brincadeiras ajudam a amadurecer meus sentidos; outras servem para que meu corpo adquira agilidade e equilíbrio enquanto descubro o prazer de me movimentar; e há aquelas que me auxiliam a solucionar conflitos emocionais. Em geral, fazem com que meus neurônios funcionem melhor e com mais rapidez.

Finalmente, quando ficar maior, as brincadeiras servirão para me relacionar com as outras crianças, no parquinho e na escola.

Existem mais crianças no mundo?

No primeiro ano brinco apenas com você. Ignoro a possibilidade de ter amiguinhos para brincar e, menos ainda, que possam ser crianças como eu. No decorrer do segundo ano, descubro que elas existem, mas fico só observando. Na hora de brincar, ficamos perto uns dos outros, mas cada um na sua, sem interação. Aos poucos, começo a compartilhar brincadeiras ou brinquedos com meus coleguinhas. Se você entender essa sequência, não me obrigará a brincar com os filhos de suas amigas, se eu não estiver a fim. Por favor, espere o momento certo.

Por volta dos três anos, gosto de brincar com outras crianças no parquinho. Os balanços e os escorregadores são a minha paixão e nunca me cansaria de mexer com terra. É difícil ficar esperando a minha vez no balanço, e às vezes isso pode causar disputas e birras, que os papais e as mamães ajudam a resolver.

À medida que eu for crescendo, surgirão novos desafios e novas propostas: jogos com regras no pátio da escola, jogos de mesa, atividades esportivas e, posteriormente, os *games* do computador.

Brincar é fundamental para crescer

Muitos autores falam que brincar é uma ferramenta necessária para que a criança se relacione com o mundo e desenvolva suas capacidades físicas, psíquicas e emocionais.

Existem jogos sensoriais para aprender a falar, para desenvolver o conhecimento dos objetos e das pessoas, para elaborar processos emocionais, para favorecer a relação com outras crianças, e também há aqueles que surgem pelo prazer de brincar.

Algumas brincadeiras são mais apreciadas pelas meninas e outras pelos meninos, mas isso não significa que sejam exclusivas de uns ou de outros. Essas preferências têm a ver com padrões observados e induzidos.

Há brincadeiras próprias de uma idade específica (as canções com movimentos, nos primeiros meses de vida) e outras que duram muitos anos (como o esconde-esconde). Algumas podem ser realizadas em casa e na escola; outras nos parquinhos, nos centros de recreação, nos espaços esportivos... Ultimamente também observamos uma quantidade crescente de parques temáticos, que não são exclusivos para crianças pequenas!

De novo! Outra vez!...

Gosto de repetir cada brincadeira ou jogo muitas vezes, até cansar, porque mediante a repetição aprendo e me desenvolvo. Sei que algumas vezes pode ser cansativo. É difícil de acreditar, mas descubro novas possibilidades do jogo em cada uma das vezes. Acho engraçado ficar observando você e tentar adivinhar sua reação após cada rodada repetida. Essa é a melhor parte. Quanto mais caras e bocas você fizer, mais gostarei da brincadeira que me propuser. Nos jogos compartilhados, a solução de conflitos do próprio jogo e a relação com o grupo me ajudam a aumentar minhas capacidades psíquicas, emocionais e sociais.

O momento certo para o brinquedo

Você já sabe que existem canções, jogos, brincadeiras ou brinquedos para os quais estou sempre pronto e outros que, por mais que você insista, não despertam o meu interesse. Talvez os tenha comprado achando que eu ia adorar, e eu nem ligue para eles. Não desanime, pode ser que não seja ainda o momento certo, porque estão acima de minhas possibilidades. Se for o caso, guarde-os por algum tempo e vai ver como em poucas semanas se tornarão meus brinquedos preferidos.

Para brincar, tudo é válido

Certamente você vai escutar muitas mães dizerem: "O quarto do meu filho está cheio de brinquedos, mas ele passa o dia todo brincando com uma caixa". Em casa vejo coisas que, por sua forma ou cor, me atraem muito, e não me canso de ficar descobrindo suas possibilidades.

Alguns brinquedos são específicos para determinadas idades e outros, ao contrário, não têm idade, como é o caso da bola.

Alguns objetos se tornarão meus tesouros por muito tempo. Por favor, mesmo que estejam sujos ou quebrados, não jogue fora! Deixe num canto até que eu me desinteresse por completo, e antes de se desfazer deles, pergunte a minha opinião.

Brincadeiras para ajudar a coordenação motora

Em meu primeiro ano de vida, terei especial interesse por brincadeiras que me façam mexer o corpo. As minhas atividades prediletas são, entre outras, olhar as mãos, morder o pé, girar e rolar pelo chão, me arrastar como um jacaré, engatinhar por toda a casa e encontrar aquelas coisas tão pequenas que estavam escondidas em um canto. Preciso receber o máximo de informações neste primeiro ano.

Bater palminhas, espiar pelas grades do berço, atirar coisas no chão, subir e descer escadas, rasgar papéis, correr, dançar, subir no sofá, pular em cima da cama, são experiências únicas que ajudam a desenvolver a coordenação motora, embora você às vezes pense que vou destruir tudo.

Para ver e ouvir

Tudo o que faz barulho atrai minha atenção. Procuro descobrir de onde vem e associá-lo a uma situação concreta para reconhecê-lo e saber que antecede uma ação: o telefone toca, sei que alguém sairá correndo para atender; toca a campainha da porta, alguém está chegando. Adoro os brinquedos com música e os bonecos que dançam!

É muito importante que me ajude a descobrir que não só os objetos fazem barulhos, mas que eu também posso produzir sons. Que farra! Percebo que cada coisa faz um ruído diferente e que posso bater uma na outra e criar minhas próprias melodias.

Adoro aqueles brinquedos com botões de várias cores, que tocam músicas ou emitem sons distintos. Vou testando cada um, descobrindo e diferenciando cada ruído, associando cada botão a um som.

Adoro também as canções acompanhadas de gestos. Qualquer música que você coloque e que eu escute repetidamente, em pouco tempo a estarei cantarolando por toda a casa... Quando crescer, acho que quero ser cantor!

A música é um veículo perfeito para trabalhar a expressão, a criatividade e o ritmo.

Também existe a visão: com os olhos assimilo todas as formas, as cores e os tamanhos de tudo que me cerca. Descubro a profundidade e a localização. Aprendo os mecanismos dos brinquedos: aqueles que se movimentam por si só (como o joão-bobo ou o cata-vento), os que funcionam mecanicamente quando puxo a cordinha e outros movimentados por mim (miniaturas de carros, bichinhos de pelúcia e bolas).

Gosto de observar as pessoas adultas, o jeito como andam, a roupa que vestem, escutar as conversas e, sobretudo, adoro ficar observando enquanto comem: o movimento dos lábios me fascina... Graças à observação aprenderei a imitá-las, para depois ser um adulto com identidade própria.

Para cheirar, saborear e tocar

Nesta fase meu nariz e minha língua estão muito desenvolvidos, mas ainda levarei um tempo para distinguir de onde procedem os diferentes cheiros. Gosto de tocar tudo, e por isso vou experimentando de modo rudimentar a diferença que existe entre cada material ou objeto.

É justamente através dos contrastes e das diferenças que consigo apreciar melhor a singularidade das coisas.

Proponho a você brincar de descobrir o sabor e o cheiro da laranja ou do limão, do açúcar e do sal, da água fria e do leite quente. Podemos tocar tudo aquilo que for diferente dos materiais mais habituais, como o plástico e a madeira. Que tal experimentar coisas novas? Lenços de seda, pétalas de flores, a grama molhada, a areia... Rapidamente aprendo a reconhecer formas e consistências: uma esponja é macia e suave, a escova é áspera e dura. Não gosto da textura das batatas, mas adoro enfiar as mãos nos pacotes de cereais do café da manhã e observar os diferentes grãos.

Todas essas atividades, transformadas em pequenas situações lúdicas, podem se transformar em experiências muito proveitosas para mim.

Para desenvolver a inteligência emocional

Realmente, através do jogo consigo assimilar muitas situações, inclusive aquelas que acabam em dor ou as que não sei como enfrentar. Brincar será uma grande ajuda na evolução de meus sentimentos, especialmente na dos mais difíceis.

Para enfrentar as separações, por exemplo, podemos brincar de esconde-esconde ou de aparecer-desaparecer. Uma forma de afastar o medo é fantasiar-se da personagem temida (deixei de ter medo do bicho-papão, quando papai se fantasiou e disse que estava triste porque nenhuma criança queria brincar com ele). Mais tarde, posso brincar de casinha e imitar os papéis de papai e mamãe. Essa brincadeira de faz de conta ajuda a estruturar a minha identificação de gênero. "Vamos fazer de conta que estamos no hospital... que vamos viajar, que vai nascer um irmãozinho, que vamos mudar de casa...". Brincar de faz de conta me ajuda a assimilar novas experiências que vão acontecendo no dia a dia.

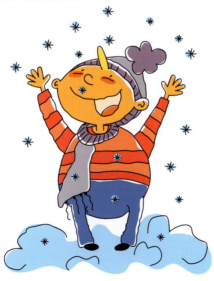

Meninos e meninas: iguais ou diferentes?

Ainda há quem questione se os papéis familiares de nossa sociedade condicionam a assimilação de atitudes e valores por parte dos pequenos, por meio de imitação das atividades das pessoas do mesmo sexo. As teorias inatistas, por exemplo, atribuem o comportamento à genética, enquanto outras, ao contrário, defendem que é um fato ambiental e social.

Hoje em dia, homens e mulheres dividem e trocam papéis e tarefas, mas ainda existem temas que consideramos próprios para um ou outro sexo. Sem perceber, vamos transmitindo esses comportamentos aos nossos filhos, que os manifestam em seu modo de brincar: as meninas preferem as bonecas e os meninos, os carrinhos de bombeiro. Na verdade, esse é um reflexo de nossas crenças inconscientes, que os pequenos conseguem captar devido à sua grande receptividade.

Como já foi dito anteriormente, as crianças não se procuram para brincar juntas até os dois ou três anos. Quando começam a se juntar, é comum observar diferenças entre as brincadeiras das meninas e dos meninos. Todas gostam de correr e pular, brincar com bola e de pega-pega. Também é do gosto comum, talvez um pouco mais das meninas, a partir de determinada idade, inventar jogos situacionais, nos quais a palavra e a invenção são fundamentais. Do mesmo modo, por tradição, os meninos continuam correndo e preferindo brincar de luta e disputa. De todo modo, o sexo não é determinante: algumas meninas compartilham jogos de meninos e vice-versa, o que é um fato totalmente normal.

Se nos basearmos no inatismo, teoria que defende que as ideias nascem com a pessoa, a explicação dos comportamentos seria biológica (o tônus muscular dos meninos e a delicadeza ligamentosa das meninas conduziria cada sexo a um tipo de atividade). Mas se tomarmos a teoria sociocultural, a explicação lógica vem da imitação de modelos, sejam eles familiares ou televisivos.

Jogos para os neurônios

Há uma porção de jogos que desenvolvem meus neurônios. Começo com aqueles de encaixar peças e as caixas de surpresa, que consistem em abrir e ver o que se esconde dentro. Em seguida vêm os desenhos, as histórias, a pintura com giz de cera, a modelagem com barro ou plastilina etc.

Adoro tirar os objetos de suas embalagens e esvaziar todo e qualquer recipiente, como a sua bolsa, as gavetas, as caixas de papelão, a mochila do papai... Em compensação, passado algum tempo, também aprenderei a "encher". Vou encher todos os buracos e as frestas que encontrar, inclusive as tomadas, e guardarei objetos perdidos nos lugares mais improváveis da casa (você lembra que o papai disse: "Olha só! Achei a outra meia de losangos... Estava dentro da panela"!). Já sei que alguns brinquedos são próprios para isso, mas é muito divertido esvaziar e encher tudo que está à minha volta.

Jogos para encontrar amigos

Lembro que um dia, no parquinho, me deparei com um menino que tinha um modo de se comunicar igual ao meu. Olhamo-nos admirados. Depois de um tempo de observação mútua, chutei a bola em sua direção, ele rebateu o chute e começamos a brincar! Gostei da experiência. Nós dois usávamos a mesma linguagem de sons, gritos, gemidos e risadas... O entendimento foi perfeito!

Agora que já cresci um pouco, quando vou ao parquinho ou estou no pátio da escola, procuro os amigos para brincar de esconde-esconde, para apostar corrida ou para arquitetar grandes aventuras em pequenos grupos.

Brincando com fantasias

Quando estiver para completar três anos, vou adorar brincar com algumas roupas ou usar panos (como a echarpe preferida da mamãe) como se fossem capas. Com elas posso virar fada, bruxa ou o super-herói de meus desenhos animados prediletos.

Assim me sinto forte e imponho respeito. Imagino que sou poderoso, que resolvo problemas, que conheço uma princesa ou um príncipe com quem me caso e sou muito feliz.

Essas brincadeiras de ficção são necessárias para o meu desenvolvimento pessoal. Sei que muitas vezes vai parecer cômico, mas, por favor, não ria de mim nem permita que outros adultos o façam; mergulhe comigo nessas aventuras, fundamentais em meu crescimento.

O fato de me transformar em um cavaleiro e lutar contra dragões ferozes, ou em uma fada que transforma desejos em realidade, ou em um príncipe que vence todos os monstros, me dá confiança e segurança.

Brincar com elementos naturais

Areia, água, pedras, galhinhos de árvores, pinhas, flores etc., todas as crianças se entretêm com esses elementos. São muito versáteis e requerem altas doses de criatividade. Com a areia podemos construir lindos castelos e esculturas à beira-mar, e a água tem tantas possibilidades! Posso passar horas e horas regando a terra seca, enchendo baldinhos de água e refrescando a mamãe do calor da praia; além de fabricar sofisticados perfumes de flores, construir uma horta e, inclusive, criar verdadeiras joias de engenharia. Com as pedras também podemos brincar e vou adorar se você me ajudar a pintá-las. Sou um artista pintando com os dedos!

Procurar conchinhas na areia pode ser uma extraordinária estratégia para treinar minha atenção, e com um punhado de feno amarrado improvisa-se uma bola para um dia no campo.

Embora sejam brinquedos fantásticos, muitas vezes tenho a tentação de levá-los à boca. Por precaução, será melhor ficar de olho em mim o tempo todo, e se houver água por perto, então, quatro olhos serão melhor que dois.

Como podem ver, não é necessário levar todos os meus brinquedos quando saímos de férias, já que eu sempre encontro um meio de me divertir, em qualquer lugar.

Brinquedos para puxar, empurrar e pedalar

Tenho um ano e meio, e agora dou preferência aos brinquedos de puxar ou empurrar. Sou um terremoto e transbordo vitalidade as vinte e quatro horas do dia. Agora que, com todo o merecimento, sou um legítimo leão, ninguém consegue me acompanhar. Os brinquedos para puxar e empurrar são meus aliados... Somente eles

MINHAS PRIMEIRAS CONQUISTAS

podem dar conta de meu ritmo alucinante. Se você me comprar um colorido trenzinho de madeira, poderei mostrar que posso percorrer muitos quilômetros sem nem ficar cansado. E se o comboio fizer barulho, melhor ainda!

Os bichinhos de madeira com rodinhas, pintados com cores alegres e presos por um pequeno cordão, são os companheiros inseparáveis de meus primeiros passos. Com o tempo vou aperfeiçoando meu andar e acabarei me transformando em um verdadeiro equilibrista.

Não demora e já poderei dirigir um triciclo colorido. Se ainda não souber pedalar ou tiver dificuldade de me manter em linha reta, talvez precise da ajuda de um copiloto. Para esse fim, existem uns triciclos com haste na parte traseira para que um adulto determine o rumo. Claro que, quase sempre, vou preferir ser o único motorista e levar meus bonecos para passear por toda a casa. Não demora e poderei dirigir um carro com volante e buzina — mas com pedais, claro.

Brincar de soldado e feiticeira

Os jogos "violentos" são ficções que, de modo algum, preparam as crianças para serem guerreiros. Também nisso encontramos diferentes opiniões por parte dos especialistas. Uma das teorias mais generalizadas, e que aqui propomos, é que as espadas ou os tiros dados com o dedo ajudam a criança a lutar contra seus fantasmas e medos.

Esses jogos aparecem e depois, uma vez mudado o contexto, desaparecem.

Não é preciso estimulá-los, mas reprimi-los ou censurá-los pode ser contraproducente.

De acordo com essa mesma teoria, as meninas também usam espadas ou revólveres imaginários para combater seus monstros, embora o mais comum seja brincarem de fada ou bruxa, e com seu poder transformarem dragões em lagartixas. Ou seja, utilizam a imaginação em lugar da força para dissuadir seus "inimigos".

Insistimos no fato diferencial, e também nas exceções, cada vez mais frequentes nos dias de hoje, que podem ser fruto da mudança social ocorrida na atribuição e assimilação de papéis e comportamentos.

4. Canções e histórias

Cante para mim!

Quando você canta, sua voz parece um coro de anjos! Não se preocupe se acha que canta mal, para mim é simplesmente genial!

Existem canções, especialmente feitas para ajudar os bebês a dormir, que ficarão na minha memória inconsciente durante muitos anos. As canções de ninar foram criadas para acompanhar as crianças em sua entrada no mundo dos sonhos com tranquilidade, confiança e sem medo.

Ouvir sua voz e sentir sua mão acariciando minhas costas serão para mim os melhores calmantes. Quando eu já estiver respirando profundamente, afaste delicadamente sua mão do meu corpo e continue cantando baixinho até silenciar. Aproveite para ficar me olhando, sei que gosta disso! O vovô costuma dizer que todos os bebês têm um anjo, por isso somos cheios de graça!

Também existem canções para brincar, para exercitar a memória ou simplesmente para cantarmos juntos. Gosto quando você começa e eu continuo sozinho... é uma boa maneira de aprender a letra e ao mesmo tempo exercitar a memória.

Fui aprendendo a reconhecer seu estado de humor pelo tipo de música que escolhe e pelo tom de sua voz enquanto cantarola. Apesar de minha curta experiência, sei que, quando você começa a cantar, tudo está bem.

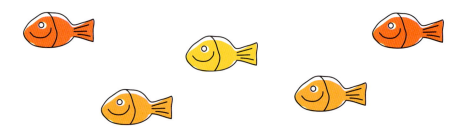

MINHAS PRIMEIRAS CONQUISTAS

Ninguém canta como você!

Hoje em dia, a música "enlatada" substituiu o canto pessoal e espontâneo das pessoas. É mais fácil colocar um CD no aparelho de som, ou sintonizar uma emissora FM, que usar a própria voz. A sensação de ridículo, o medo de desafinar ou, simplesmente, a dinâmica social de "colocar uma música" faz com que cada vez cantemos menos.

Entretanto, diante dos pequenos, nossa voz, com seu timbre tão pessoal e sua capacidade de transmitir emoções diretas, é insubstituível.

O mesmo acontece com as histórias. Podemos até achar que não sabemos contá-las, mas um pouco de prática nos transformará em exímios intérpretes. Para nossos filhos, seguir o fio da história através de nossa voz é uma experiência única e incomparável. Inclusive, podemos deixar que nossa imaginação crie narrativas particulares ou adaptadas a contextos reais, para ajudar nosso pequeno a compreender uma situação nova. Por outro lado, as histórias tradicionais têm toda uma carga de mensagens sociais, educativas e simbólicas próprias da cultura onde se desenvolveram. Usemos essas ferramentas para que nossos filhos possam ir construindo seus valores futuros.

As histórias

Quando eu era bebê, você cantava para mim canções de ninar das quais ainda me lembro, com muito prazer. Agora estou com quase dois anos, e ainda gosto que cante, mas também quero que leia histórias antes de eu dormir.

As histórias me ajudam a acreditar que, apesar de ser muito pequeno e viver num mundo de gigantes, um dia também vou crescer. Na maior parte delas, os pequenos acabam vencendo. Isso me consola nos momentos difíceis. Dizem que, quando for grande, lembrarei sempre dessas narrativas, porque será com elas que vou adquirir o prazer da leitura. A vovó conhece uma porção de histórias; ela também sabe qual é a mensagem que o autor quis transmitir. Eu gosto de tudo que a vovó conta.

Só vocês podem me ensinar que ler é muito mais que dizer palavras, e terão um papel fundamental na minha educação como futuro leitor. Ensinem-me com seu exemplo: o fato de ver vocês lendo e apreciando a leitura produz em mim uma imagem positiva dela. É importante que haja livros em casa e no meu quarto, e que entre os presentes de Natal e de aniversário sempre tenha um livro.

Gosto que a leitura seja feita assim:

- Sente-se ao meu lado e dedique-se a mim, sem permitir interrupções de nenhum tipo.
- Leia com entusiasmo; gosto que mude a entonação da voz e acompanhe com gestos e ruídos.
- Adoro ter tempo para observar as ilustrações; proponha-me encontrar objetos e figuras que já conheço, a nomear os animais e imitar as suas vozes.
- Responda às perguntas que eu for fazendo, embora para isso tenhamos que interromper a leitura algumas vezes.
- Aproveite para me familiarizar com as letras e as palavras: assim, logo vou querer mostrar que já sei ler.
- Leia a mesma história muitas vezes até que eu me canse; desse modo, poderei fazer coro com você na leitura das frases.
- Inventemos narrativas novas a partir da mesma história: mudando o final, acrescentando personagens etc.
- Aproveite para associar a história com minhas experiências cotidianas.
- Explique-me o significado de algumas palavras.
- Coloque o dedo indicador sob as palavras que for lendo, para que eu possa associá-las com as letras escritas no papel.

Crianças que escutam, crianças que leem

Ler histórias para as crianças favorece o desenvolvimento da sua atenção e compreensão da linguagem e, ao mesmo tempo, estimula seu gosto pela leitura.

Primeiro são as histórias com ilustrações e, depois, progressivamente, virão as leituras mais complexas.

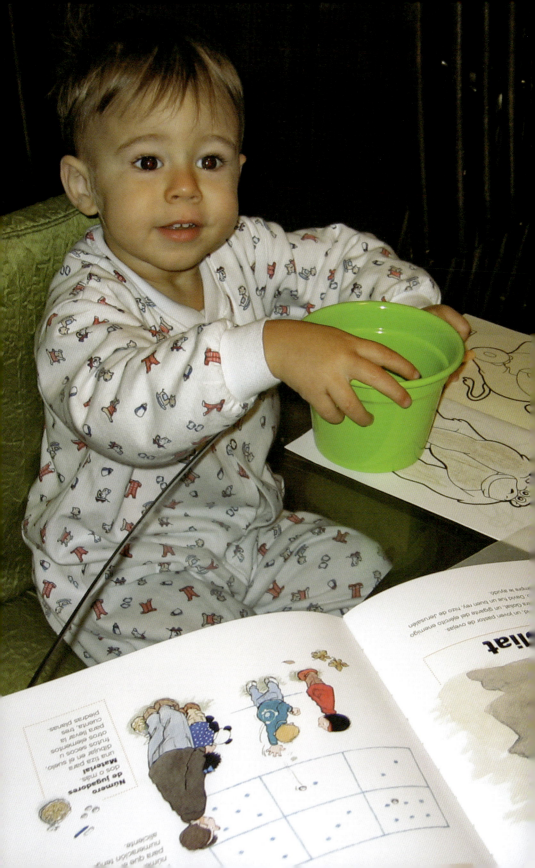

5. Também podemos brincar em casa

Ensine-me a brincar

Embora você ache impossível e acredite que brincar é algo inato às crianças, são os adultos, na verdade, que me ensinam a brincar. Para desfrutar de todos os seus jogos e brincadeiras, antes de tudo devo ter todas as minhas necessidades satisfeitas.

A iniciativa de brincar deve ser do adulto; propostas simples e divertidas logo aguçarão minha vontade e, não demora, o convite partirá de mim. Procure prestar atenção às brincadeiras que eu proponho, já que, no início, os sinais que darei de minha vontade de brincar serão muito rudimentares e sutis. Enquanto estivermos compartilhando a mesma linguagem de jogos, a diversão estará assegurada e, sem perceber, você terá me ensinado a brincar.

É muito importante que em cada etapa me apresente novas brincadeiras, tendo como base aquelas que já conheço e com as quais me divirto, mas aumentando um pouco o nível de complexidade.

Transforme minhas atividades cotidianas em um jogo e evitará muitas guerras desnecessárias. E, por favor, não pare de brincar comigo quando eu crescer!

Brincamos juntos?

Quando tenho apenas algumas semanas de vida e ainda não consigo participar muito, adoro observar seu rosto: é o meu primeiro brinquedo. Fico encantado observando e acho graça quando faz caretas! Então, mexo os braços e as pernas pela emoção de ver e reconhecer você entre os demais. O melhor de tudo são as cócegas que me faz nos pés e na barriguinha. E quando diz que sou uma gracinha... Ah! Como é bom!

Mais jogos para minha motricidade

Com o passar do tempo, com seis ou oito meses, vou adorar ficar sentado em seu colo, enquanto você mexe os joelhos para cima e para baixo e canta "Upa, upa, cavalinho..."; ou então balança as pernas de um lado para outro cantando "Nana, nenê...".

Aos oito ou nove meses podemos começar a brincar de escorregador. Quer saber como? Sente-se no chão, com as costas apoiadas no sofá, os joelhos dobrados, e eu sento em cima deles. Em seguida, segurando-me pelos braços, deslize meu corpo até os tornozelos, estique as pernas e me traga de volta até os joelhos, que tornam a subir e a descer... Além de ser uma experiência deliciosa, também fortalece minha musculatura e desperta em mim o prazer do movimento corporal. Outra brincadeira de movimento consiste em estender um lençol velho no chão, colocar-me sentado em cima e me arrastar por toda a casa como se fosse um trenzinho. Naturalmente, você vai criar muitas outras brincadeiras; basta observar se estou gostando.

Bichinhos de pelúcia milagrosos

Bichinhos de pelúcia fascinam as crianças do mundo inteiro, porque são fofinhos, fáceis de cuidar e de amar. Ao ganhar um bichinho de pelúcia, no mesmo instante ele passa a fazer parte das coisas importantes e mágicas do meu mundo. Junto dele me sinto seguro, como uma espécie de garantia de que tudo está bem, de que, se a mamãe ou o papai saiu, não estou sozinho. Por isso abraço muito o meu ursinho na hora de dormir.

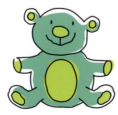

Para resolver conflitos emocionais

Já expliquei anteriormente que chega um momento em que não suporto a ausência da mamãe e do papai, porque ainda não sou capaz de compreender que eles vão voltar.

Os jogos de esconde-esconde são úteis nesse sentido. Você pode criar um jogo desse tipo para cada idade. Brincar de "desaparecer e aparecer" me ajuda a entender que você vai sair, mas que volta logo. Lá pelos três anos serei eu quem poderá "aparecer e desaparecer", cobrindo os olhos com as mãos e dizendo: "Não estou", esperando que você me encontre.

Quando brincar comigo de esconde-esconde, lembre-se de que é preciso me deixar ganhar de vez em quando!

Para me fazer sentir maior do que já sou

Quando eu tenho entre dois e três anos, algumas vezes bato em suas pernas para dizer, como provocação: "Você não me pega!". Saio correndo na sua frente e grito de alegria quando sou apanhado. Nessa hora, se você fizer de conta que está me pegando e me deixar fugir, dizendo: "Olha só como é rápido, ganhou a corrida, como é possível?", a confiança em minhas possibilidades crescerá junto comigo.

Brincadeiras e brinquedos na água

Gosto muito da água, de tomar banho e olhar o sabonete cheio de espuma e bolhinhas. Além de me manter limpo, a água facilita o movimento, posso espernear e chapinhá-la com pés e mãos e ficar olhando-a espirrar. É delicioso flutuar, leve, leve. Se você deslizar meu corpo, para cima e para baixo, para trás e para a frente, descobrirei como é fácil movimentar-me na água.

Por volta dos oito ou nove meses já posso ficar sentado na banheirinha e brincar com objetos próprios para a água. Tenho meus brinquedos de banho, com os quais não me canso de brincar. O sapo verde e o patinho amarelinho são os meus preferidos!

Brinquedos originais

Também me divertem muito as tampinhas dos produtos usados no banho. Passo um tempão enchendo e esvaziando esses pequenos cubos coloridos na banheira.

E as esponjas? São realmente misteriosas: deixo-as na água um pouco e elas vão inchando, inchando... mas quando as aperto, transformam-se em fonte de onde brota água.

E os funis? Papai me deu vários, de diferentes tamanhos, e me ensinou como a água que eu coloco dentro sai pelo buraquinho de baixo.

Brinco com os objetos e suas utilidades, e isso aguça a minha mente. Além disso, me divirto muito! Mamãe inventou uma maneira de guardar os brinquedos de banho para não deixá-los espalhados pela banheira. Pendurou uma sacola de tela, tipo rede, na parede do chuveiro. Desse modo, os brinquedos secam rapidamente e não ficam encardidos nem emboloram, o que seria prejudicial para mim.

Brincadeiras na cozinha

Já sei que tenho de ficar longe do fogão, não posso mexer, de jeito nenhum, na porta do forno e tomarei cuidado para não tropeçar na mamãe ou no papai quando estiverem segurando as panelas ou frigideiras. Tudo isso já está muito bem entendido e explicado. Entretanto, quando o fogo está apagado, a cozinha tem muitas coisas que podem ser compartilhadas. Esse lugar da casa é como o bazar dos tesouros para mim.

Posso ficar sentado na cadeira de alimentação, ou na minha cadeirinha acoplada à mesa, e você pode me deixar brincar com batatas (lavadas), pimentões, laranjas, maçãs, cenouras etc. Posso cheirar, tocar e apertar todos esses legumes e frutas para aumentar minhas experiências sensoriais. Quando eu tiver entre dezoito e vinte e quatro meses, podemos brincar de falar o nome de cada um deles: você me diz como se chamam e eu repito. Por volta dos dois anos, pode me ensinar a distinguir os alimentos; por exemplo, me dá uma batata, uma cenoura e um pimentão e, em seguida, outra cenoura, e pede que eu devolva o legume que eu tenho repetido... Assim vou aprendendo a relacionar, associar e diferenciar os elementos.

Brincar de faz de conta

Lá pelos três anos podemos brincar de supermercado. Eu compro e você vende ou o contrário, e depois fazemos comidinhas.

Essas atividades me fazem estar perto de você, que é o meu maior desejo, e sentir que participo de todos os trabalhos domésticos.

Na hora de passar roupa, você passa e eu dobro (se não ficar bem dobrada, depois, sem que eu veja, dobre de novo!). E se dobrarmos juntos os panos de cozinha e brincarmos de cabo de guerra, aproveitarei para exercitar a força dos braços e das mãos.

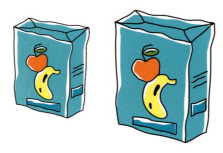

MINHAS PRIMEIRAS CONQUISTAS

As regras do jogo

Brincar com nossos filhos é uma forma de dedicar um tempo exclusivamente a eles. É o melhor que podemos compartilhar. Não devemos temer que, depois da brincadeira, as crianças fiquem inquietas e não consigam dormir. Ao contrário, a criança que se sente acolhida, desfrutando de nossa companhia, estará feliz e conciliará o sono sem ansiedade.

Simplesmente, temos de estabelecer algumas metas: sentar junto dela e explicar do que queremos brincar e o tempo que vai durar. Dizer que depois iremos juntos preparar o jantar, estender a roupa e recolher os brinquedos... Podemos apontar para o relógio, lembrando: "Quando o ponteiro grande chegar aqui, a brincadeira acaba".

Uma questão importante reside em que é melhor dedicar trinta ou quarenta minutos de nosso tempo para brincar com nossos filhos, embora tenhamos muito trabalho, senão eles ficarão inquietos e pedirão nossa atenção a todo instante. Esse fato pode nos fazer perder a paciência e prejudicar a relação.

É fundamental dedicar momentos diários ao pequeno. Não é suficiente levá-lo ao parquinho para brincar com outras crianças ou ao supermercado. Tanto os pais como os filhos precisam dar e receber afeto. Não podemos esquecer que a infância é uma fase efêmera e irreversível.

Brincadeiras para dormir

Depois de passar o dia inteiro correndo de um lado para outro, chega a noite e continuo transbordando energia. Não quero me separar de você e tampouco ficar sozinho no escuro! Para os pais essa hora também é complicada, especialmente para aqueles que trabalham o dia inteiro e não ficam junto de nós o tempo que gostariam.

É fundamental que você me ensine o quanto é importante dormir, e esse momento deve ser igual todos os dias. As crianças pequenas gostam de rotinas regulares. Próximo da hora de eu dormir, realize comigo atividades habituais que me preparam para ir para a cama sem resistência. Faça com que esse momento seja especial para os dois. Podemos brincar um pouco, mas escolha atividades que não me excitem demais, do contrário, ninguém mais dormirá!

De acordo com a minha idade, algumas brincadeiras são mais adequadas que outras. Veja algumas ideias:

- **6-12 meses.** Gosto de brincar de cantar e acompanhar a música com movimentos coordenados com as mãos; você também pode tomar banho comigo e brincar um pouco com meus brinquedos da banheirinha; ou me ajudar a colocar e tirar coisas de um balde etc.
- **12-24 meses.** Podemos começar com um jogo ativo, para descarregar um pouco de tensão, e continuar com outro mais calmo (no total, podem ser 30-35 minutos), por exemplo, montar um quebra-cabeça.

Depois de brincar, podemos compartilhar uma última atividade doméstica: tomar banho, jantar, massagem ou ler um livro e... dormir. Realmente, a vida é uma festa com você!

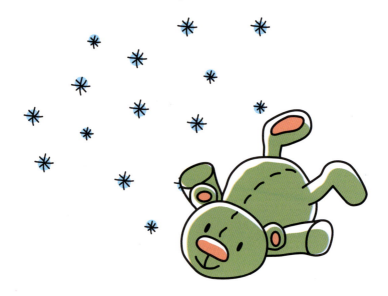

MINHAS PRIMEIRAS CONQUISTAS

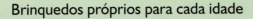

Brinquedos próprios para cada idade

Recém-nascidos a 1 ano

- Coloridos, sonoros, musicais e com movimento, chocalhos.
- Bolas de água, de tecido suave, de plástico mole ou duro.
- Blocos para fazer torres, argolas para encaixar.
- Ursinhos de pelúcia, carrinhos de plástico para puxar com a mão etc.
- Uma sacola cheia de objetos domésticos que não sejam perigosos: colher de madeira, argolas de cortina, um molho de chaves, um funil, um pedaço de tubo de plástico duro, caixinhas coloridas etc.

De 1 a 2 anos

- Caminhões presos com um barbante para puxar e correr.
- Bonecas de pano, quebra-cabeças grandes, peças de montar etc.
- Livros de histórias de cartolina dura com ilustrações de animais domésticos e de fazenda.
- Animais domésticos de plástico, atividades de manipulação (encaixar dentro de um pote três peças básicas: redonda, quadrada e triangular).

De 2 a 3 anos

- Jogos de montar e desmontar, de habilidades manuais.
- Livros de histórias de cartolina dura com ilustrações do cotidiano e atividades sociais.
- Bichinhos de plástico, de fazenda e da floresta.
- Miniaturas de cozinha, hospital, loja, atividades domésticas, profissionais etc.
- Encaixar peças geométricas mais elaboradas.
- Pedaços de tecidos coloridos de diferentes tamanhos para usar como fantasias.
- Iniciação no triciclo.

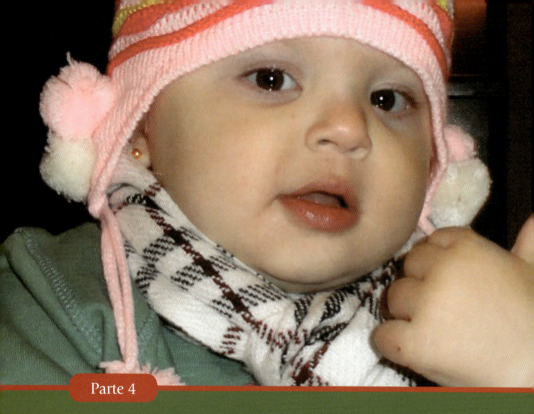

Parte 4

Já sou grande

1. O papel educativo dos pais
2. O longo caminho para a autonomia pessoal
3. Já sei comer sozinho!
4. Adeus, fraldas!
5. Vencer o medo é uma grande batalha
6. Para ter certeza de que está tudo bem

Neste último capítulo veremos como assimilaremos as etapas de aquisição de autonomia pessoal na educação de nosso filho.

O bebê cresceu quase sem percebermos. Aprendemos, contudo, uma infinidade de aspectos sobre ele: o quanto é esperto para aprender coisas novas, as façanhas que realiza diariamente, sua curiosidade insaciável e sua enorme imaginação... Não podemos esquecer que tudo isso foi conseguido ao nosso lado e graças a nós.

Agora nosso filho não precisa de nós para tudo, já não é tão dependente. Alguns pais, avós, educadores facilitam mais que outros o processo de independência dos filhos. Está claro, de todo modo, que sempre necessitarão de nosso apoio emocional e da referência social da família.

Sem dúvida, haverá muitos detalhes e acontecimentos cotidianos que iremos descobrindo nessa nova fase do crescimento de nosso filho.

Educar é uma responsabilidade familiar, embora possa ser dividida com a escola. Entretanto, os valores essenciais de comportamento e relação social devem ser transmitidos pela família.

1. O papel educativo dos pais

Acompanhem-me em meu caminho

A educação se fundamenta nos valores que vocês, mamãe e papai, acreditam ser necessários para viver em sociedade. Pensem que é essencial que eu os adquira para crescer como pessoa responsável, que sabe buscar o caminho da felicidade.

Como pais, vocês querem antes de mais nada que eu consiga ser feliz com o menor sofrimento possível e sem cometer demasiados erros. Esse tema, a partir de certa idade, vai ser objeto de muitas polêmicas e discussões familiares.

Certamente, é impossível viver sem errar. O conhecimento se adquire através da tentativa e do erro. Seus conselhos serão muito úteis na maior parte das vezes, especialmente quando acompanhados do exemplo. Tenham sempre em mente, contudo, que a autonomia pessoal requer uma dose de enfrentamento à autoridade!

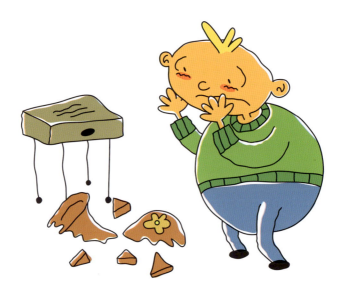

MINHAS PRIMEIRAS CONQUISTAS

A violência tem muitas faces

A violência, que nada tem a ver com repreensão ou castigo, nunca se justifica, muito menos na infância. Em algumas famílias, sociedades e épocas, muitas crianças sofreram e sofrem agressões físicas, verbais e de isolamento.

A agressão física precisa de intervenção judicial. O Estatuto da Criança e do Adolescente deve ser aplicado ao menor sinal de violência, para evitar que ela se estabeleça. A violência nunca deve ser ocultada ou minimizada.

Por outro lado, mesmo que não chegue ao extremo da violência física, existem outros tipos de agressão, como a verbal. Por exemplo, ameaças constantes de abandono, ofensas e intimidações que despertam medo e insegurança, são igualmente formas de coação que só vão gerar ansiedade e dependência da criança para com o adulto, além de minar sua confiança nos demais e em si mesma.

Os seres humanos são sociais e dependem uns dos outros; portanto, o isolamento é o pior dos castigos (no âmbito familiar, mandar que o filho vá para o quarto ou até mesmo trancá-lo; na escola, deixá-lo em pé em um canto da sala ou colocá-lo para fora).

Do mesmo modo, não falar com ele, ignorar sua presença, cria uma sensação de solidão e desamor. Talvez pareça um castigo leve, mas causa uma dor desnecessária, de modo que o uso desses métodos na infância é desaconselhável.

Explicar, repreender, castigar e motivar

Se eu tiver a sorte de você conseguir me explicar com palavras curtas e concretas o porquê das coisas, será fácil para eu aprender as regras de nossa família.

É bem verdade que, em certas ocasiões, pode ser difícil admitir um "não", porque existem coisas que quero explorar, por mais que você se oponha. Então, as explicações se transformam em repreensões.

Você terá de diferenciar se o castigo é uma medida para que eu aprenda e não repita a ação ou se é um modo de desabafar quando já perdeu a paciência. Seja como for, é bom lembrar que eu aprendo com o seu exemplo. Então se você diz que não devo bater nos meus amiguinhos na escola, mas quando eu faço algo errado você me bate (mesmo que seja de leve e no bumbum), fico bastante confuso. O mesmo vale para muitas outras situações, como dizer que eu não posso mentir (mas dizer que o papai saiu quando ele não quer atender ao telefone), que não devo gritar com as pessoas (mas xingar o motorista do outro carro quando fica bravo no trânsito).

Para que eu aprenda a crescer, precisarei de grandes doses de paciência, bom humor, compreensão, muito amor e bons exemplos.

Educar não é domesticar nem moldar meu caráter para que eu seja do modo como você imaginou ou queria que fosse. Já sei que respeitar algumas de minhas peculiaridades não é fácil! Aos poucos saberá quais são minhas aptidões e dificuldades e como me ajudar.

Quando considerar oportuno me aplicar um castigo, deve ser condizente com a minha idade, com a magnitude das circunstâncias que o provocaram e relacionado ao fato. Não me castigue por algo que fiz há muito tempo e, sempre que possível, substitua o castigo por uma boa explicação. Assim aprenderei o valor da justiça.

Estabelecendo limites

De vez em quando, não sei o que acontece comigo, fico inquieto, irritado, não consigo me controlar. Sinto-me confuso e tento descobrir até onde posso chegar com minhas demandas, birras e exigências. Algumas vezes, uma palavra em tom mais alto pode me transmitir segurança e calma. Passear no parquinho, pular, correr, brincar com você e sentir seus abraços também são muito úteis.

À medida que vou crescendo, você me pergunta com frequência para escolher a comida, a roupa, os brinquedos ou aonde quero ir, acreditando que com isso está me ensinando a escolher. Mas toda escolha contém uma renúncia, e esse é um dos dilemas que dia após dia terei de enfrentar. De acordo com a minha personalidade, será mais fácil ou mais difícil escolher. É melhor você mesmo fazer as propostas, ou me oferecer apenas duas opções e, sobretudo, prestar atenção à minha vontade de escolher. Verá que aos poucos irei aprendendo a tomar minhas próprias decisões.

Pais profetas

Existem momentos em que parece que você prevê o futuro: "Assim, você vai cair e vai se machucar!", grita, quando me vê correndo pelo parquinho ou escalando o sofá. Pode ser que sua previsão se realize e eu caia, então ouvirei: "Não disse?!". Mas em outras ocasiões não acontece nada, continuo brincando calmamente, superando os obstáculos que considera intransponíveis, e isso, para mim, é motivo de grande satisfação. Você não pode ficar o tempo todo avisando que algo ruim vai acontecer, porque não é profeta! Pense que isso pode me levar a desafiar suas profecias, já que percebi que nem sempre elas se realizam.

Isto é meu!

Somos seres essencialmente egocêntricos e, embora isso desagrade nossos pais, reconhecer a existência de outras crianças será um processo que levará um bom tempo. O exemplo dos pais também será fundamental para esse aprendizado.

Tenha calma! Com sua ajuda descobrirei o valor de estar junto e compartilhar o que é meu com os demais.

- **O seu e o meu.** A primeira coisa que deve fazer é me ensinar a diferenciar o que é meu do que não é. Identifique minha roupa e meus brinquedos, mas me ensine também que existem coisas que são de todos e que devo deixar no mesmo lugar, quando acabar de usá-las, para que outro possa fazer o mesmo.

- **Trocar.** Quando estivermos brincando no parquinho, aproveite para sugerir que empreste minha pazinha ou meu balde a outra criança, em troca de seu fabuloso caminhão colorido. Embora a princípio fique um pouco reticente, no final vou adorar as trocas e aceitá-las com facilidade.

- **Emprestar um pouco.** Cada vez me sinto mais seguro e também mais generoso. Começo a oferecer minhas coisas a outras crianças sem pedir nada em troca, e até mesmo peço a elas aquilo que me agrada. Sou cada vez mais paciente e estou aprendendo a dividir o brinquedo em turnos: "Já brinquei, agora é a sua vez".

- **Presentear.** Demonstre satisfação quando dou de presente alguma coisa da qual gosto muito. A sua alegria me fará sentir bem e me ensinará que o quanto é agradável ser generoso. Mas sem exagero! Ainda tenho um longo caminho a percorrer...

Não ligue! Ele só quer chamar a atenção...

Quantas vezes ouvimos essa afirmação? Costuma ser pronunciada diante da solicitação persistente, do choro ou da birra de uma criança, que os adultos interpretam de maneira equivocada. Sempre existe uma causa para esse comportamento, nunca acontece simplesmente para incomodar os pais. As crianças são lógicas ao expressar sua confusão emocional. A raiva, a tristeza, a dor são emoções difíceis de assimilar até mesmo para os adultos; é normal que os pequenos se sintam angustiados diante de sensações e emoções que desconhecem.

Mesmo sem conhecer a causa, é evidente que necessitam de nossa atenção.

Se lançarmos mão do uso de palavras ameaçadoras ou, pior ainda, da indiferença e do isolamento, nos colocaremos no mesmo nível de conflito emocional que, além de não resolver a situação, acabará piorando as coisas. Qualquer que seja o caso, será melhor respirar fundo e procurar compreender que se trata de mais um momento-chave no crescimento de nosso filho, no qual a nossa atitude desempenha um papel decisivo.

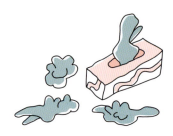

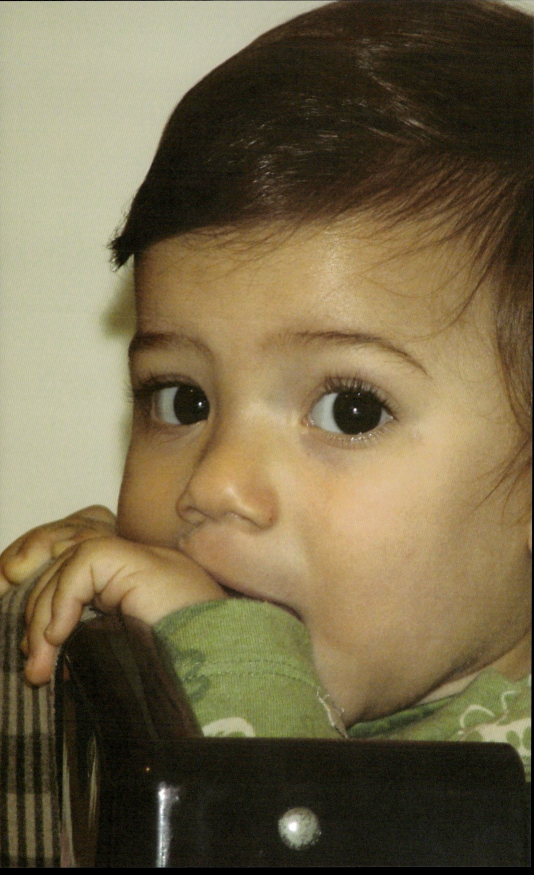

2. O longo caminho para a autonomia pessoal

Estou aprendendo a me vestir: já cresci um pouco

Quando eu era bebê, e saíamos para passear de carrinho, eu gostava de tirar os sapatinhos e ficar olhando os dedos dos pés. Esfregava um pé contra o outro até conseguir ficar descalço. Não sei o que acontecia com os sapatos: eles desapareciam da minha vista e a mamãe ficava contrariada porque também não os encontrava. Passado um tempo, comecei a ajudar você a me vestir, esticando um braço ou uma perna. Com dois anos já sabia tirar a roupa e colocar o pijama. Para mim, o mais difícil era desatar o nó dos cadarços dos sapatos.

E agora que falta pouco para completar três anos, já quero me vestir sozinho. O problema é que eu demoro um pouco, e de manhã todos têm muita pressa. Eu começo e, por fim, a mamãe aparece e termina de me vestir. Bem, quando completar três anos já conseguirei me vestir sozinho. A maior dificuldade continuará sendo os botões e cadarços, que ainda demorarei um pouco mais para aprender.

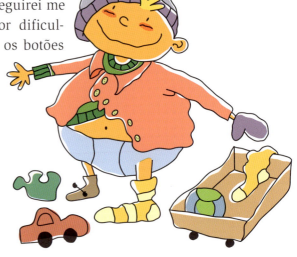

Meu quarto, entre a ordem e o caos

Meu quarto é lindo! Antes de eu nascer, o papai e a mamãe o pintaram com cores suaves e colocaram um piso de madeira para que eu pudesse ficar sentado e engatinhar sem pegar friagem. Meu quarto terá de se adaptar às minhas necessidades à medida que eu for crescendo.

Até os três anos é um lugar para descansar, vestir-me e dormir, mas não quero ficar só no quarto; preciso ver e ouvir vocês, e também mostrar minhas conquistas.

Gosto que meus brinquedos fiquem em caixas grandes e com rodinhas, assim eu posso levá-las comigo para toda parte e brincar perto de vocês. Desse modo, minhas coisas estão sempre no mesmo lugar e não se perdem. É evidente que a casa toda será um oásis de brinquedos, algumas vezes organizado e outras vezes, caótico. Muitos anos haverão de passar até que eu aprenda a manter tudo em ordem.

Mas por que esperar? Aproveite meus primeiros anos para transformar o momento de organizar em uma autêntica brincadeira. Será um grande desafio tentar encontrar todos os brinquedos espalhados pelos lugares mais imprevisíveis da casa e depois ver quem encontrou mais.

Além disso, é um ótimo exercício para quando estou começando a andar; todas as vezes que me agacho estou exercitando meu incipiente equilíbrio e cada brinquedo que recolho é uma nova proeza realizada.

Se você me acostumar com a ordem, quando eu for um pouco maior continuarei com esse hábito.

Lavar as mãos

Estou aprendendo a lavar as mãos todas as vezes que estão sujas. A mamãe colocou para mim um banquinho comprido, mas não muito alto, para que eu possa alcançar a torneira da pia.

Como ela sabe que gosto de sentir a suavidade do sabonete, o perfume, a espuma que faz e como escorrega das mãos, muitas vezes me deixa brincar um pouco com a água e o sabonete. Minha mãe é maravilhosa!

Escovar os dentes

Mamãe diz que não quer que eu tenha cáries por falta de cuidado, por isso, ela me ajuda a escovar os dentes. Quando eu era menorzinho ela usava uma espécie de dedal macio, de silicone, com o qual esfregava minha gengiva e depois os primeiros dentinhos. Depois ela comprou uma escovinha de dentes linda, com o formato do meu personagem preferido do desenho que passa na TV e me mostrou como eu devia fazer. Eu a imitei, e depois ela me ajudou a terminar a escovação.

Ainda acho meio difícil escovar os dentes, mas o dentista disse que tenho de fazer isso depois de comer e antes de deitar, para ter sempre dentes sadios. Ele me ensinou os movimentos corretos da escova: de cima para baixo, de baixo para cima, em movimentos circulares e não da direita para a esquerda, não esquecendo de escovar a língua e bochechas.

É preciso ter muita coordenação para escovar os dentes! Como é complicado enxaguar a boca para remover o creme dental! Já o engoli muitas vezes e não gostei nada. Ainda bem que era um creme dental especial para crianças, porque soube que os outros contêm muito flúor e podem prejudicar meus dentes.

O dentista também disse para evitar me dar balas e doces entre as refeições, porque estimulam a produção de ácidos, que atacam meus dentes. E que, quando eu estivesse com sede, era melhor que eu tomasse água do que sucos e evitar os refrigerantes.

Depois de ir ao banheiro

Já consegui aprender a me limpar sozinho depois de fazer cocô. Foi um longo processo, com muitas tentativas e muitos erros! Sorte

MINHAS PRIMEIRAS CONQUISTAS

que a mamãe e o papai tiveram muita paciência de me ensinar incansavelmente. Devemos limpar o bumbum sempre por trás, já que pela frente – mesmo que seja bem mais fácil! – pode levar sujeira aos genitais e provocar infecções... Custou tempo e uma porção de treino para conseguir me limpar direito, sobretudo porque é preciso esticar mais o braço. Entretanto, depois de conseguir pela primeira vez, ninguém mais me segura: já não quero que o papai ou a mamãe me ajudem, prefiro me virar sozinho. Na verdade, agora me sinto muito melhor.

Assoar o nariz: isso sim é um suplício!

Parece simples? Não para mim. Tive muito trabalho. Acontece que estava sempre com o nariz entupido e não conseguia respirar bem. Com isso, a garganta ficava seca e ninguém conseguia entender o que eu falava. Desde muito pequeno eu babava quando estava distraído. Que problema! Os adultos não suportam ver a gente com o nariz escorrendo; logo vêm com um lenço para limpar o nariz.

Tive uma babá que me deixava o nariz parecendo um tomate de tanto limpar. Quando ela se aproximava com o lenço na mão, eu já abria o berreiro e, assim que pude, comecei a fugir correndo. Que mania que algumas pessoas têm de ficar apertando e puxando o nariz como se pudessem limpá-lo para sempre!...

Agora já tenho quase três anos e aprendi a assoar sozinho, mas não foi nada fácil. Nos primeiros dias assoprava com a boca e puxava o muco para dentro. Agora já sei o que tenho de fazer: fechar a boca e soltar o ar pelo nariz, mas sem forçar muito, porque as mucosas das narinas ficam inchadas e doem.

Adoro tomar banho junto!

Até um pouco antes de completar um ano, o papai ou a mamãe me dava banho na banheirinha desmontável. Quando ficou pequena, e eu já conseguia me manter em pé com segurança, decidiram que era hora de começar a tomar banho como eles.

Adoro brincar com o chuveirinho, ficar pulando para fazer a água espirrar, sentir a mão macia da mamãe passando o sabonete pelo meu corpo. Só não gosto muito de lavar a cabeça. Essa parte sempre vai me desagradar um pouco.

Tenho alguns brinquedos muito divertidos para essa hora: livrinhos de plástico, bichinhos que podem tomar banho comigo e depois ficam no batente da janela secando, regadores (alguns improvisados com embalagens vazias do meu xampu), barcos que navegam em alta velocidade quando o jato d'água do chuveirinho os impulsiona.

Brincar na água tem um encanto especial para mim, por isso sempre peço para ficar um pouco mais no banho. Fiz um pacto com o papai: quando meus dedos começam a ficar enrugados é hora de sair.

Agora que já fiz três anos, meu banho é mais rápido. Assim, sobra mais tempo para brincar até o jantar ficar pronto. Além do mais, estou aprendendo a tomar banho sozinho!

Um banho diferente para cada idade

- **Banheirinha desmontável ou de mesa:** para dar banho em um bebê até os seis ou sete meses, é melhor mantê-lo de costas, colocando a mão por baixo de sua cabeça; se for um pouco maior, pode ficar de bruços, enquanto o apoiamos em um dos braços. Sempre temos de verificar a temperatura da água.
- **Banheira grande:** é necessário prestar atenção constante ao pequeno. Existem no mercado alguns suportes que impedem que a criança caia de costas.

Se você tem banheira de hidromassagem em casa, é preciso ter especial atenção, já que os dispositivos de absorção de água podem puxar e prender o cabelo da criança, com os consequentes riscos de acidente.

Á água é um meio muito saudável para brincar na infância. As crianças podem passar momentos muito agradáveis sob o olhar atento dos pais, tomando o cuidado de não deixar a água nem muito quente nem fria demais.

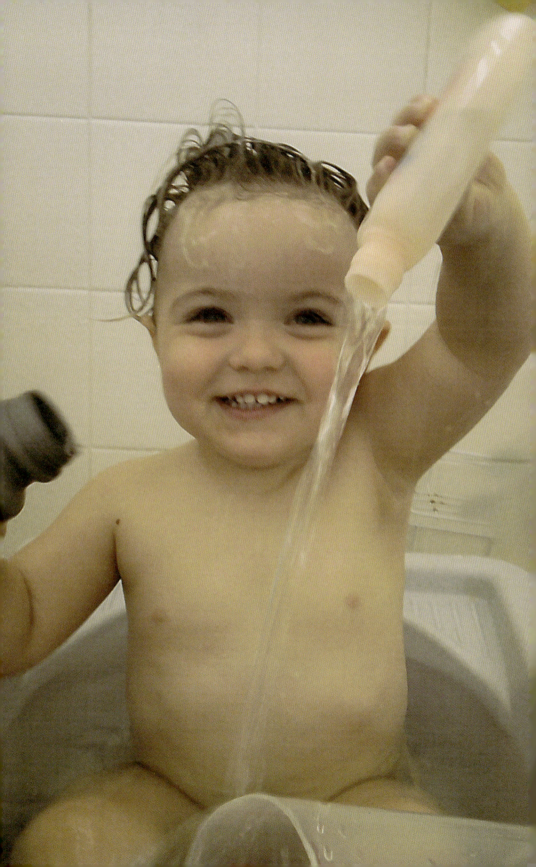

3. Já sei comer sozinho!

Do peito à mamadeira

Quando eu era bem pequenininho, o seu corpo, mamãe, me proporcionava o alimento necessário para crescer forte e sadio. Durante vários meses realizamos o aleitamento materno, que é muito bom para os bebês, e depois introduzimos a mamadeira. Como você tinha muita reserva de leite, a enfermeira ensinou como tirá-lo e guardá-lo na geladeira, em pequenas mamadeiras; assim o papai também podia me alimentar. A melhor parte era ficar no colo de um de vocês, e sentir as vibrações emocionais que se produziam na hora da amamentação.

Quando as reservas terminaram, comecei a tomar mamadeiras com um leite preparado em casa; tinha outro sabor, mas me acostumei bem.

O aleitamento materno traz muitas vantagens para mim:

- **Sem doenças.** O leite materno, em especial o colostro, contém muitos anticorpos e isso fortalece o meu sistema imunológico. Se me amamentar, terei menos propensão a sofrer gastroenterite, bronquite, otite e infecções das vias urinárias.
- **Sem alergia.** O leite materno raramente provoca alergia; além disso, foi comprovado que tem um efeito protetor contra os processos alérgicos, em geral.
- **Sem cáries**. O leite materno contém lactose, e esta tem um efeito cariogênico baixo.
- **Sem obesidade.** O baixo teor de açúcar do leite materno e o fato de eu mesmo decidir quando estou satisfeito, diminuem as chances de obesidade na infância.
- **Sem prisão de ventre.** O leite materno é de fácil digestão, já que contém menos quantidade de uma proteína, a caseína, que dificulta o trânsito intestinal.

MINHAS PRIMEIRAS CONQUISTAS

> **Para não engasgar**
>
> As crianças sentem uma grande curiosidade de levar à boca tudo aquilo que lhes parece estranho, seja pela cor, pela forma ou pela textura do objeto. É preciso especial atenção com os alimentos pequenos e de consistência dura, como pipoca, nozes ou pedaços grandes de frutas. Também é essencial tomar cuidado com os alimentos embutidos que contêm fibras duras, difíceis de engolir, como o salame, que podem causar engasgos sérios.
> Mais adiante, em primeiros socorros domésticos, falaremos disso.

Da mamadeira à papinha

Mais um tempo se passa e, embora esteja crescendo e possa comer papinhas, continuo tomando mamadeiras. São mesmo uma delícia! À noite, são um ótimo suplemento, e práticas, já que posso tomá-las sozinho, e bem mais rápido que as papinhas.

De todo modo, o pediatra orientou a mamãe a começar a espaçar as mamadeiras a partir do primeiro ano, parando aos poucos até eu completar dezoito meses. Ele explicou que, a partir de certa idade, os bicos da mamadeira e da chupeta podem deformar o palato e deixar meus dentes tortos.

Muitas crianças com deformações no palato e nos dentes têm maior dificuldade em começar a falar.

Novos sabores

Quando ainda tomava a mamadeira, a mamãe começou a me dar um leite muito cremoso com a colher. No começo, até aprender a engolir, não sabia como tomá-lo e o cuspia. Aos poucos fui me acostumando com a nova textura e a nova forma de comer: era delicioso! Depois queria segurar a colher e brincar com ela. Muitas vezes a comida acabava espalhada por toda parte...

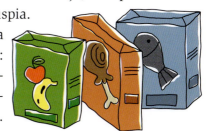

Depois começou a aventura dos sabores. Vieram as papinhas de frutas, legumes, carne e peixe. Quantos sabores, texturas, cores e aromas novos em tão pouco tempo! Alguns não me agradavam e demorava muito para comê-los. Alguém recomendou que a mamãe experimentasse colocar apenas um ingrediente novo por vez. Assim, aos poucos, ela pôde ir acrescentando mais ingredientes que fui aceitando sem problemas.

A colher e o garfo

Uma das coisas mais complicadas de aprender é o uso dos talheres. Quando tento encher a colher de papinha e levá-la à boca, me sujo todo!

É difícil imaginar o quanto é complicado acertar a boca com a colher. É preciso repetir e repetir até que a musculatura do meu braço e a minha coordenação amadureçam. Se não fosse pela paciência da mamãe e do papai...

E não é só a colher, tem também o garfo. Começo a espetar a fruta com o garfo, mas se não acerto levá-lo à boca, espeto o rosto e fico nervoso. Até que eu aprenda, você pode me deixar comer com a mão por um tempo; isso estimula a sensibilidade dos meus dedos. Não fique chateada: prometo que não vou me acostumar. Uma boa maneira de evitar que eu coloque sem parar as mãos na papinha é ocupá-las com outra coisa; pode me dar uma torradinha ou algum brinquedo para eu ficar segurando enquanto me alimenta.

A idade em que o bebê consegue comer sozinho varia muito de criança para criança, mas em torno dos dois anos quase todos sabem usar a colher e o garfo.

Picar é melhor que moer

Quando começo a comer frutas, prefiro que sejam batidas no liquidificador para não encontrar pedaços. Aos nove ou dez meses, basta esmagá-las com o garfo, porque tenho de aprender a mastigar e não apenas a beber os alimentos. Você pode experimentar me dar o peixe esmigalhado e sem espinhas; o ovo cozido ralado ou em pedacinhos. A carne picadinha não me engasga e ajuda na mastigação. Mas cuidado com a carne moída ou o frango desfiado, que podem me engasgar. Com um ano já posso comer de tudo, menos alimentos de sabor forte, amargo, azedo, picante ou com adoçantes, e tampouco bebidas gasosas.

Pratos, talheres e copos coloridos

Já vi que existem muitos tipos de pratos e copos.

Os pratos de plástico impedem que me machuque se caírem no chão. Alguns têm desenhos e, quando acabo de comer, vejo meus personagens preferidos no fundo: são um estímulo a mais para comer toda a comida!

Alguns copos têm asas, como as canequinhas, e foram criados especialmente para a minha pouca aptidão inicial; outros têm um bico como a mamadeira, com dois buraquinhos, para que eu possa beber sem derramar o líquido.

Existem talheres desenhados para crianças, com cabos mais grossos e ondulações para não escorregarem da mão. São pequenos, coloridos e com as pontas arredondadas; assim não oferecem perigo.

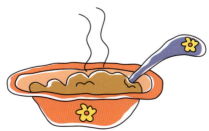

Gastronomia para crianças

É importante, ao pensar no cardápio de cada dia, que você não leve em conta apenas o conteúdo nutricional e a variedade dos alimentos que me oferece; também é fundamental cuidar da apresentação.

Pense que as crianças, assim como os adultos, comem também com os olhos. A comida pode ser uma fonte de criatividade e diversão para meus sentidos. Utilize cores, texturas, sabores e aromas que despertem minha atenção e abram meu apetite.

Experimente fazer biscoitos em formato de animais, construir casas com pedaços de peixe empanados ou bolinhos, montar um enorme trem com vagões de diversas cores (um com lentilhas, outro com macarrão, outro com peixe), unidos com pedacinhos de cenoura, me oferecer sucos de cores inesperadas, ou criar lindas paisagens com todas as frutas disponíveis.

A hora de comer passará a ser um verdadeiro prazer!

Chupeta, sim ou não?

Existem detratores e defensores do uso da chupeta. Como é possível que um objeto tão pequeno desperte paixões tão contraditórias? Avós, vizinhos, mães experientes e alguns pediatras aconselham os pais de primeira viagem a não oferecerem a chupeta porque depois não haverá como tirá-la. Mas essas informações são equivocadas. O uso da chupeta tem aspectos positivos. Talvez os mais relevantes sejam que pode distrair a fome quando ainda não está na hora de comer, acalmar a ansiedade e induzir o sono. Entre os 18 e 24 meses, a chupeta deve começar a ser retirada. Podemos usar diversas táticas para conseguir isso: perdendo a chupeta, fazendo que apareça apenas na hora de dormir, tirando-a depois que o bebe adormece etc.

Os argumentos contra falam de bactérias, deformação do palato e dependência. É verdade que algumas crianças demoram mais para perder o costume.

Se não tivermos uma opinião formada, será melhor esperar que o bebê complete algumas semanas. Se optarmos pela chupeta, daremos preferência às ortodônticas, devido a sua forma ser semelhante ao seio materno durante a amamentação.

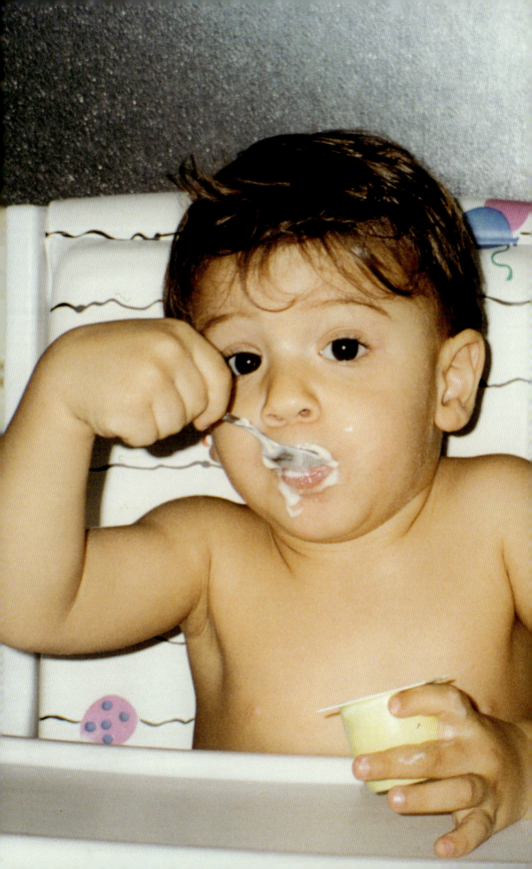

MONTSERRAT RIZO

4. Adeus, fraldas!

Como saber se já estou pronto?

É muito chato ficar de fralda o tempo todo! Por mais moderna que seja, aperta, fica úmida e incomoda quando está suja. Quando eu era menor, a mamãe estava sempre muito alerta, e calculava o momento certo de trocar a fralda.

A mamãe explicou que eu ia parar de usar fralda antes de começar na escolinha. Fiquei contente de verdade, embora não conseguisse entender o motivo de tanta preparação. Mas agora entendi! Que horror, tudo isso sai do meu corpo? Eu sentia a fralda quente, úmida, suja... mas achava que não tinha nada a ver com aquilo.

Não esqueço a cara de surpresa do papai quando me viu de pé, no meio do corredor, fazendo xixi no chão com cara de espanto. Que é isso? Não sabia que saía água do meu corpo... De repente, senti um formigamento e saiu. O que vou fazer?! Me pegou de surpresa e, suponho, ao papai também.

A partir desse momento fiquei muito alerta para ver se sentia de novo aquele formigamento. O papai e a mamãe me levaram até o banheiro, me sentaram no peniquinho e disseram que dali em diante aquele era o lugar de fazer xixi e cocô. Também me mostraram a privada usada por eles e me explicaram como a água saía e levava tudo embora!

Para mim aquele penicão, que engolia tudo para dentro de um cano escuro que eu não sabia onde ia parar, me assustava um pouco. Se eu caísse lá dentro, seria tragado também pelo buraco!

Depois de vários dias comecei a perceber que, quando sentia o formigamento, tinha de empurrar a barriga para fora e então o xixi saía... Que divertido! Agora já aprendi e não me molho mais. Bem, só de vez em quando, à noite. Por isso, a mamãe ainda me coloca a fralda para dormir, mas já avisou que será só por mais algum tempo.

O controle do corpo

O controle dos esfíncteres requer certa maturidade neurológica e emocional da criança e necessita naturalmente da colaboração e da paciência de todos os adultos que de algum modo estejam envolvidos com o assunto. Não é algo que possa esperar pela chegada do verão nem ser determinado pelo desejo pontual do adulto e da vontade da própria criança.

De acordo com os especialistas, quando trocamos a fralda e a encontramos seca várias vezes, isso significa que a criança já consegue reter a urina e os esfíncteres estão amadurecendo: começa o controle de fechar e abrir, reter e soltar. Isso pode acontecer por volta dos dezoito ou vinte e quatro meses de vida.

É um bom momento para começar a tirar a fralda do bebê. Caso frequente uma creche ou escolinha, devemos falar com a educadora sobre a nossa decisão. É muito importante para o futuro emocional das crianças que o processo de controle se faça sem culpas, repreensões, comparações, ofensas ou chacotas.

Nunca devemos imaginar que por estar na idade, ou por ser verão, o organismo de nosso filho já pode regular o controle dos esfíncteres. Podemos premiá-lo se durante a noite não fizer xixi na cama, mas devemos reagir com delicadeza caso ocorra algum vazamento. Entretanto, tudo isso poderá criar um estado de ansiedade na criança, e haverá períodos de descontrole durante a noite, até que tenha adquirido o hábito.

Estratégias para me ajudar

Foi de grande ajuda para mim o fato de o papai e a mamãe não me repreenderem todas as vezes que eu tinha esse formigamento e o xixi escapava. Eu também não sabia o que fazer! Quando fazia xixi no peniquinho, todos ficavam muito alegres e batiam palmas. Eu ficava intrigado: é tão importante assim que eu faça xixi aí dentro? Parece que sim, então passei a sair correndo, dizendo "xixi-xixi-xixi", e fazia dentro do peniquinho. Depois de um tempo parece que eles perderam um pouco o interesse e já não aplaudiam mais nem achavam graça. Como são estranhos os adultos, algumas vezes!

Como a privada me assustava, me ensinaram a apertar um botão que fazia sair água, e assim ia tudo embora pelo buraco. Nas primeiras vezes eu tinha um pouco de medo de cair; então a mamãe comprou um adaptador e agora já tenho coragem de fazer xixi na privada e apertar o botão sozinho. É muito divertido!

Também pude entender que, quando fazia força com o corpo para frente, o cocô saía, mas se, ao contrário, apertasse para dentro não saía, e outras vezes saía quando queria. Controlar o cocô foi um grande desafio. É tudo uma questão de tempo, porém. Que alívio poder controlar o que sai do meu corpo!

Hora de tirar a fralda

Esse é um momento muito especial e difícil para mim. Para superá-lo com sucesso, seguem algumas sugestões minhas:

- Evite que coincida com alguma outra mudança (entrada na escolinha, nascimento de um irmãozinho, mudança de residência etc.).

MINHAS PRIMEIRAS CONQUISTAS

- Ensine-me as palavras básicas que usarei para expressar o que estou sentindo.
- Ajude-me a associar determinadas sensações e movimentos com a vontade de ir ao banheiro. Só assim aprenderei a identificar quando devo avisar.
- Console-me quando eu avisar tarde demais. Cada vez mais aprenderei a pedir antes, e no final chegaremos a tempo!
- Não me coloque mais a fralda mesmo que tenhamos de superar alguns acidentes.
- Evite fazer isso no inverno, pois terei menos chance de me resfriar, já que vou precisar trocar a roupa mais vezes e, em caso de acidente, ela secará mais rápido.
- Se você percebe que prefiro a privada em vez do penico, coloque um adaptador para a tampa e um banquinho para apoiar os pés, assim posso fazer mais força sem me cansar muito.
- Não me apresse, preciso de tempo para fazer minhas necessidades; e se depois de cinco ou dez minutos não houver saído nada, deixe-me levantar do peniquinho. Da próxima vez sairá!

Em torno dos três anos, a maior parte das crianças já tem um controle total, de dia e de noite; entretanto, se você observar que ainda não consigo, mesmo seguindo todos os passos corretamente, marque uma consulta com o pediatra para descartar qualquer problema físico. Se ainda assim o problema persistir, pediremos a ajuda de um psicólogo. Desse modo, resolveremos meu problema.

Quando não sai nada

Frequentemente, quando estou tentando abandonar a fralda, aparece a prisão de ventre. Isso pode fazer com que você me veja cansado, sem fome, que manche um pouco a roupa de baixo e sinta dor de barriga todas as vezes que tento fazer cocô.

É fundamental atacar o problema o mais rápido possível, caso contrário, poderá transformar-se em um verdadeiro círculo vicioso, e cada vez mais resistirei a ir ao banheiro.

Verifique minha dieta, diminua a quantidade de alimentos adstringentes, que favorecem a prisão de ventre, e, ao mesmo tempo, aumente a quantidade de água e de alimentos ricos em fibras.

Procure fazer-me compreender que não é nada bom ficar segurando a vontade de ir ao banheiro, e que, se estiver brincando, não vai acontecer nada se me ausentar um minuto; os brinquedos não sairão do lugar na minha ausência, inclusive, posso levá-los comigo.

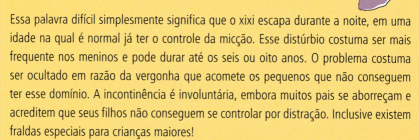

Enurese noturna

Essa palavra difícil simplesmente significa que o xixi escapa durante a noite, em uma idade na qual é normal já ter o controle da micção. Esse distúrbio costuma ser mais frequente nos meninos e pode durar até os seis ou oito anos. O problema costuma ser ocultado em razão da vergonha que acomete os pequenos que não conseguem ter esse domínio. A incontinência é involuntária, embora muitos pais se aborreçam e acreditem que seus filhos não conseguem se controlar por distração. Inclusive existem fraldas especiais para crianças maiores!

As causas da enurese noturna podem ser de natureza orgânica ou emocional, em função dos fatores que provocam o distúrbio.

Entre as causas orgânicas podemos citar a falta de resposta ou de controle dos esfíncteres quando a criança está dormindo, problemas genéticos e/ou retardos na maturação neurológica. Também pode acontecer de a criança ter fases de sono muito profundo, a ponto de relaxar os esfíncteres com a consequente saída involuntária da urina armazenada.

Se as causas da enurese forem emocionais, será preciso observar se a criança está atravessando um momento de ansiedade, de medo, de excessivo controle emocional, de instabilidade, de mudanças no ambiente familiar etc.

De todo modo, devemos procurar o pediatra, para avaliar a necessidade de um tratamento especializado para a causa do problema. Devemos ter em mente que essa é uma situação muito difícil para nosso filho, tanto do ponto de vista familiar quanto social, que afeta o seu desenvolvimento pessoal e relacional com as outras crianças.

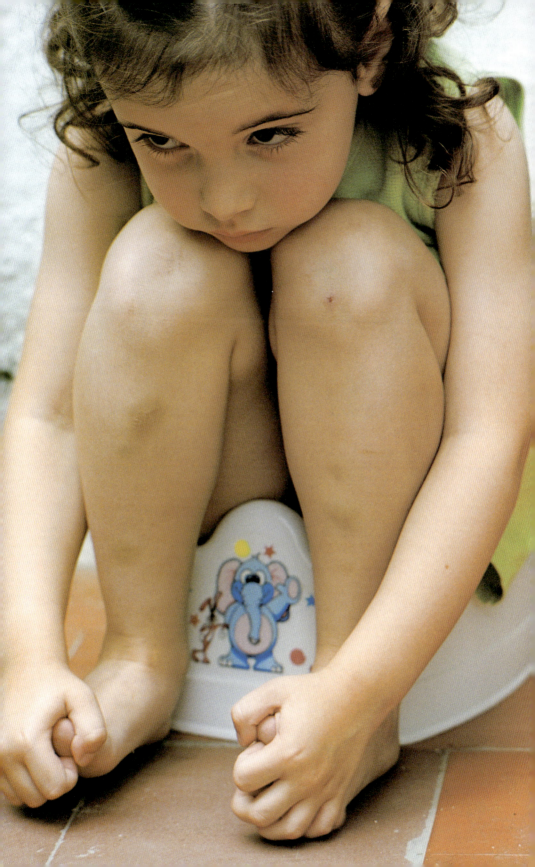

5. Vencer o medo é uma grande batalha

Lutar contra os monstros

Em minha imaginação creio que, quando meus pais brigam comigo, é porque não gostam mais de mim ou vão querer me abandonar. Essa ideia me provoca pesadelos. Além disso, a TV, os filmes e algumas brincadeiras me mostram que existem muitos perigos. Tudo isso vai criando um mundo imaginário de medo em minha mente. Você sempre me acalma, com ternura, dizendo que não há monstros nem fantasmas no meu quarto, mas meu medo só se dissipa quando sei que está por perto e me protege.

Como os monstros surgem no escuro, convém deixar uma pequena fonte de luz acesa, enquanto aprendo a superar o medo.

Gosto que você acompanhe meu sono

Nos primeiros meses, gosto que você cante uma canção de ninar, enquanto me acaricia as costas suavemente. A partir do primeiro ano, prefiro que conte uma história e, depois, que leia para mim uma das minhas histórias favoritas. Será um estímulo ao gosto pela leitura e teremos momentos muito agradáveis juntos. À medida que eu for crescendo, poderemos comentar as leituras ou falar das coisas que aconteceram durante o dia. Você estará sempre em dia com meus progressos.

Não há problema me deixar sozinho antes de dormir, desde que eu esteja calmo e sinta você por perto.

MINHAS PRIMEIRAS CONQUISTAS

Horários aproximados de sono-vigília de acordo com a idade				
	Hora de levantar	Sonecas	Hora de deitar
0-6 meses		Acordado apenas em alguns momentos, passa 80% do dia dormindo	
6-12 meses	8 horas	1-2 horas de manhã/1-2 horas à tarde	20h
1-2 anos	8 horas	1 hora de manhã/1 hora à tarde	20h
2-3 anos	8 horas	Até 1 hora à tarde	20h
3-6 anos	8 horas	Até 1 hora à tarde	21h
6-12 anos	8 horas	Não	21-22h
12-14 anos	8 horas	Não	22-23h

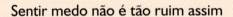

Sentir medo não é tão ruim assim

O medo é uma emoção que todos os seres humanos experimentam em uma ou outra fase da vida. O medo nos torna precavidos e alertas a tudo que nos cerca. Se for excessivo, pode provocar angústia ou fobia. Mas sem medo também não seria possível viver, já que não consideraríamos o risco de determinadas ações ou perigos. Entretanto, não devemos educar nosso filho com base no medo, porque o pequeno pode perder a confiança em si mesmo e nos demais.

Não quero dormir sozinho

Não consigo entender: se eu sou pequeno e tenho medo, por que tenho de dormir sozinho? Já vocês, em compensação, são grandes, não têm medo e dormem juntos!

Não é justo! Eu quero dormir com vocês, e por mais que tentem explicar, continuo não entendendo. Já sei que vou ter de aceitar, mesmo sem entender, e que só em situações excepcionais vou poder ir para a sua cama: durante tempestades ou quando acordo com pesadelos. Não tem nenhum problema me deixar dormir com vocês de vez em quando; prometo que não vou me acostumar, saberei que se trata de uma situação excepcional.

Dormir é fundamental

Preciso dormir para que meu corpo recupere a energia gasta e para que meu sistema nervoso se organize. Dormir demais ou de menos não me ajuda em nada.

O descanso faz parte do equilíbrio da vida. À medida que vou crescendo posso permanecer mais horas acordado, mas tenho de dormir em torno de dez horas. Se durmo mal, não tiro uma soneca ou se alguém me acorda bruscamente, meu temperamento se altera, fico irritado e tudo incomoda. Portanto, se perceber que estou diferente, talvez o problema seja sono ou fome. Acontece também com os adultos, a diferença é que eu não sei disfarçar.

Agora só falta me fazer entender por que tenho de dormir... Experimente me falar da importância de dormir e sonhar e o que aconteceria comigo sem essas duas coisas.

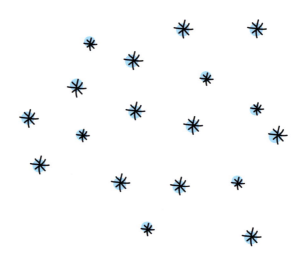

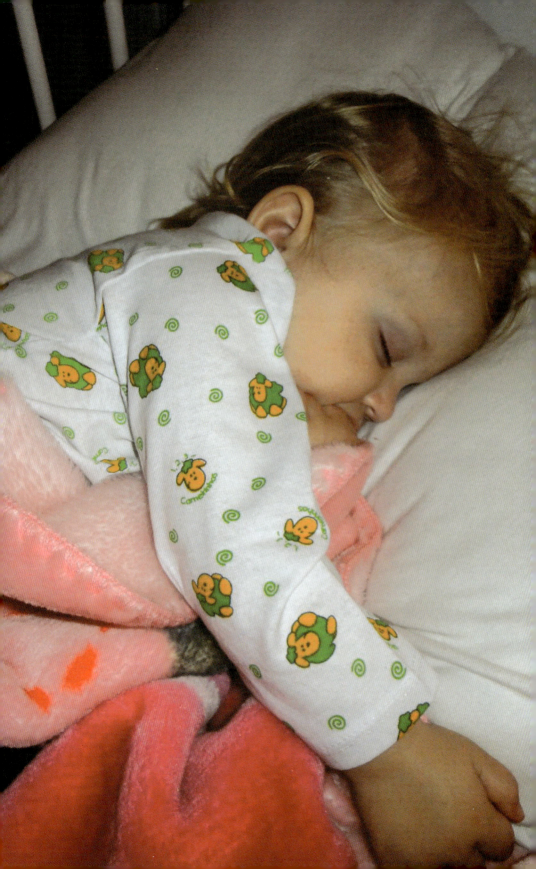

6. Para ter certeza de que está tudo bem

Primeiros socorros domésticos

Existem pequenos e grandes acidentes que podem acontecer dentro de casa; alguns poderiam ser evitados e outros parecem inevitáveis por causa da minha exagerada curiosidade. Pequenas indisposições também surgem do nada e você não sabe o que fazer.

Siga as recomendações abaixo e vai ver como tudo acabará bem. Antes de tudo, convém:

1. Anotar os números dos telefones de emergência, por exemplo, do SAMU – Serviço de Atendimento Móvel de Urgência (192), do Corpo de Bombeiros (193), do pediatra etc. Podem ser escritos em um papel que ficará preso por um ímã na parte de cima da geladeira, de modo que eu não possa pegá-lo.
2. Dispor de uma caixa de primeiros socorros com os remédios de uso comum, indicados pelo médico (longe do meu alcance).
3. Manter a calma para poder tomar as decisões certas.

O que fazer em caso de...

Traumatismos

Como ainda temos ossos muito flexíveis, nossos tombos, embora costumem ser estrondosos, geralmente não têm consequências mais graves. Diante de uma batida forte, você deverá fazer uma compressa no local com água fria ou gelo envolto em um pano

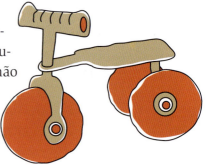

limpo (nunca diretamente sobre a minha delicada pele). Veja se bati a cabeça ou o abdome. Se vomitar, ficar sonolento, irritado ou desmaiar, convém levar-me ao pronto-socorro para descartar algo mais grave.

Se houver algum sangramento, examine o local, veja se o corte não é muito profundo e, em primeiro lugar, lave o machucado, seque com gaze e passe antisséptico. Quando parar de sangrar, cubra o ferimento com curativos adesivos. Para cortes com as bordas muito abertas, o procedimento inicial é o mesmo, mas será preciso procurar o pronto-socorro imediatamente.

Intoxicações

Nunca deixe material de limpeza, xaropes ou medicamentos ao meu alcance, porque gosto de experimentar tudo; porém, se por acaso eu tomar um gole de algum líquido tóxico ou engolir alguns comprimidos, não me dê nenhum líquido nem me provoque vômitos. Leve-me rapidamente ao médico com a embalagem do produto tomado.

Engasgos

Coloque-me de bruços, com a cabeça um pouco mais baixa que as pernas, e dê várias pancadinhas nas minhas costas para ver se consigo expulsar o objeto ou o alimento, ou o engulo de vez. Se essa medida não for suficiente, e se eu ainda for bebê, coloque-me deitado de costas e, com as mãos, pressione as minhas costelas para dentro, para que expulse o objeto. Se eu já for uma criança maior, coloque-me de pé e com as mãos faça uma pressão curta e brusca abaixo do esterno, abraçando-me por trás. Você só deverá tentar tirar o objeto da minha boca se estiver visível. O normal é que eu comece a tossir e com isso consiga expulsá-lo; do contrário, chame algum Serviço de Urgência imediatamente.

Queimaduras

As crianças sempre devem ficar longe do fogo, principalmente na cozinha, embora sempre queiram ficar junto da mamãe. Entretanto, caso eu venha a me queimar, seja com água fervendo, óleo ou fogo, você deverá colocar o ferimento sob água corrente fria. Não aplique nenhum tipo de pomada nem cubra a queimadura, e leve-me ao pronto-socorro mais próximo.

Alguns problemas frequentes

Febre

Febre é o calor que se desprende do corpo na luta para proteger nossa saúde; portanto, não convém interferir rápido demais para combatê-la. Nosso corpo precisa de um tempo para acionar seus mecanismos imunológicos, mas esse tempo não pode ultrapassar uma hora nem a temperatura subir acima dos 39°C.

Em se tratando de febre, não somos todos iguais. Algumas crianças se sentem péssimas só com um pouquinho de febre, já outras têm uma elevação repentina da temperatura e facilmente chegam aos 39°C. Algumas crianças começam a cantar ou ficam eufóricas, outras abatidas e choram; algumas sentem sede, outras não querem nada. Com o tempo você irá conhecendo minhas reações.

Quando estou com febre, gosto que fique perto de mim para que eu me sinta protegido e amado.

Para que a febre desapareça devo suar, mas sem exagero; não convém provocar uma queda brusca da temperatura corporal.

Se eu ainda for um bebê, convém me banhar com água morna (nunca fria) e me enrolar rapidamente em uma toalha grande e seca. Esse procedimento pode ser repetido, se necessário.

Se eu tiver mais de um ano, coloque um pouco de água em um recipiente e adicione algumas pedras de gelo e um pouco de vinagre. Embeba algumas toalhinhas ou panos limpos de algodão nesse líquido, torça e coloque sobre a minha testa, pulsos e também nos tornozelos. Num instante você notará que a febre vai baixar um pouco. Repita a operação, se for preciso, ou então me seque e cubra para que eu possa repousar. Também posso tomar um antitérmico, se for essa a recomendação do pediatra.

A causa da febre deve ser sempre investigada.

Convulsões

As convulsões são causadas pela irritação de uma região do sistema nervoso central, por epilepsia ou por febre, independentemente da temperatura.

De repente começo a ter contrações, desmaio e começo a fazer movimentos espasmódicos com os braços e as pernas.

Reconheço que são bastante dramáticas, mas não precisa se apavorar porque não costumam ter consequências graves, a não ser que sejam muito frequentes ou durem mais de trinta minutos. Nessas ocasiões, procure manter o controle da situação, nunca tente me segurar nem abrir a minha boca, cuide para que eu não bata a cabeça e procure orientação médica.

Se as convulsões forem causadas por epilepsia ou febre, o pediatra prescreverá a medicação adequada para ser administrada em casa, quando as crises acontecerem.

Diarreia

A diarreia pode surgir de repente ou lentamente. Observe a cor, a consistência e o cheiro das fezes, assim como a frequência e a quantidade.

Se for alguma coisa que eu comi e que não consegui digerir, o próprio organismo tratará de expelir esse alimento e o problema desaparecerá. A diarreia não deverá durar mais de vinte quatro horas. O importante é me manter bem hidratado!

Se a causa for uma irritação da flora intestinal, vou ter diarreia todas as vezes que comer algo sólido. Por isso, prepare para mim uma alimentação leve, como uma maçã ralada com algumas gotas de limão ou um arroz cozido, ou me dê torradas. Mas se eu não quiser comer, não tem problema, desde que me ofereça bastante líquidos, como água mineral com um pouco de suco natural de limão. Você vai ver como vou ficar bom logo e meu apetite vai voltar em um ou dois dias.

Contudo, se a diarreia não desaparecer ou for acompanhada de vômitos, leve-me ao pediatra.

Vômitos

Não se assuste se observar pequenas manchas roxas no meu rosto, pescoço ou na parte superior do peito depois de vomitar. Algumas crianças fazem muita força para vomitar e por isso aparecem essas manchinhas (petéquias), que somem espontaneamente em pouco tempo.

Mas se eu continuar vomitando mesmo quando não há mais nada no meu estômago, isso pode ser sintoma de que estou com uma intoxicação alimentar ou até com alguma anomalia congênita no aparelho digestivo. Então, não espere e ligue imediatamente para o médico.

E por fim, tanto com as diarreias como com os vômitos, preste atenção para ver se não fico desidratado; isso sim seria muito perigoso para mim! Aos primeiros sinais ou sintomas de desidratação (lábios muito secos, choro sem lágrimas, ou ausência de xixi em oito a doze horas, ou vômitos acompanhados de diarreia), prepare um soro caseiro (uma colherzinha de café rasa de sal e duas colheres de chá rasas de açúcar em um copo de água filtrada ou fervida) para me dar aos pouquinhos e leve-me ao pediatra assim que for possível.

Acima de tudo, calma

À medida que nosso filho vai crescendo, também vamos aprendendo a reconhecer suas reações e a lidar com situações de saúde corriqueiras. Devemos usar o bom senso para tratar doenças comuns e procurar o pediatra sempre que nos parecer necessário.

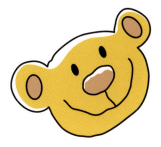

Minhas conquistas

	Desenvolvimento psicomotor	Coordenação olho-mão	Desenvolvimento da fala	Desenvolvimento socioemocional	Preste atenção se...	Como me estimular
Recém-nascido	Consigo sugar. Posso arquear as costas e fechos os braços e as pernas quando me assusto. Movimento as pernas de forma reflexa, se você me apoia em uma superfície lisa. Não posso manter a cabeça erguida sem ajuda.	Pego os objetos, mas não consigo segurá-los. Pisco de forma reflexa, quando me aproximam um objeto do rosto.	Reconheço a voz do papai e da mamãe. Sou capaz de distinguir diferentes tons de voz.	Choro para me comunicar. Mexo os braços e as pernas, quando estou muito agitado. Olho nos seus olhos, quando você aproxima seu rosto do meu a uns 20-25 cm.	Não choro. Tenho dificuldade para sugar. Durmo muito (mais de 80% do tempo).	Gosto quando você me pega no colo, me embala e fala comigo. Adoro quando você me mostra objetos de diferentes formas e cores.
3 meses	Começo a sustentar o peso da cabeça e meus movimentos são cada vez mais variados. Mexo as pernas com energia cada vez maior.	Olho e acompanho com a vista objetos em movimento. Começo a levar os objetos à boca para explorá-los. Estico os braços e quero pegar tudo.	Sou uma caixa de ressonância, adoro emitir gorjeios e gritos. Presto atenção aos diferentes sons e fico quieto quando ouço algum barulho.	Distribuo sorrisos. As expressões do meu rosto são um meio muito eficiente de mostrar como me sinto. Gosto de chamar sua atenção.	Não sorrio. Não acompanho os objetos com o olhar. Não emito nenhum som. Não olho para minhas mãos.	É muito divertido brincar de fazer caretas (mostrar a língua, abrir e fechar a boca...). Meus brinquedos favoritos são aqueles que fazem barulho com o movimento.

MINHAS PRIMEIRAS CONQUISTAS

	Desenvolvimento psicomotor	Coordenação olho-mão	Desenvolvimento da fala	Desenvolvimento socioemocional	Preste atenção se...	Como me estimular
6 meses	Já consigo me manter sentado. Adoro rolar e estou treinando me arrastar pelo chão: pareço um jacaré!	Posso passar um brinquedo de uma mão para outra. Minha atividade predileta é jogar as coisas repetidamente e acompanhar seu movimento com os olhos. Já seguro sozinho a mamadeira.	Ouço claramente. Escuto tudo que você fala e gorjeio quando silencia; poderíamos passar horas "conversando". Começo a emitir sons vocálicos e consonânticos cada vez mais diferenciados.	Começo a chorar quando estou cercado de pessoas estranhas. Não gosto que me tirem os brinquedos que estou usando. Já sei que tenho um nome. Quando vejo você, não consigo parar de rir.	Não consigo me sustentar sentado. Não tenho interesse pelas coisas que estão por perto. Não seguro objetos. Estou muito passivo. Não emito sons.	Mostre-me figuras e fotos. O espelho é uma fonte inesgotável de surpresas para mim. Coloque meus brinquedos preferidos perto de mim e vai ver como me divirto tentando pegá-los.
9 meses	Engatinhar é tudo de bom! Quero ficar de pé e me agarro a tudo que consigo: suas pernas, uma cadeira... tudo serve! Já aprendi a sentar sozinho.	Meus dedos parecem uma pinça de verdade. Começo a coordenar os movimentos das mãos. Bato palminhas com as mãos.	"Papapapá, mamamã." Gosto de imitar os movimentos de sua boca, quando está comendo. Compreendo você e obedeço suas instruções (se não forem complicadas).	Sou um verdadeiro artista e gosto de aplausos. Existem outras crianças no mundo, mas por enquanto não me interessam muito. Meus brinquedos são só meus.	Não seguro objetos nem brinco com eles. Choro muito ou não choro nunca. Tenho as pernas muito rígidas.	Preciso de objetos que estimulem minha curiosidade para descobrir novas propriedades. Adoro quando brincamos com ritmos e canções.

	Desenvolvimento psicomotor	Coordenação olho-mão	Desenvolvimento da fala	Desenvolvimento socioemocional	Preste atenção se...	Como me estimular
12 meses	Sou um legítimo jipe 4X4, quando estou engatinhando. Se você me der a mão, talvez comece a andar. Sou um equilibrista caindo ao chão.	Com um lápis na mão posso mostrar meu talento de artista plástico. Completo páginas e mais páginas, não me canso! Começo a usar os jogos de encaixe de formas.	Nos livros de história consigo identificar objetos e animais, se você disser o nome deles. Sei o nome das pessoas mais próximas. Já sei três ou quatro palavras.	Já consigo me distrair sozinho. Quando me decido a fazer algo, fico nervoso se não consigo. Sou muito carinhoso!	Não consigo ficar de pé. Não me interesso por nada à minha volta. Não entendo ordens simples.	Os blocos de montar são um desafio para mim. Adoro imitar tudo que você faz. Música, maestro! Adoro tocar bateria, piano, corneta...
18 meses	Sou um verdadeiro terremoto! A casa ficou pequena para mim. Meu equilíbrio é cada vez melhor: posso recolher tudo o que encontro pelo caminho sem cair.	Estou sempre apontando tudo que vejo, objetos e pessoas. Quando estou encaixando e empilhando, não penso em mais nada, e os brinquedos com movimento me fascinam.	Ainda não consigo me expressar com clareza, mas entendo tudo. Consigo obedecer a instruções mais complexas. Fico admirado quando escuto outras crianças falando.	Sou cada vez mais independente. Dou um show na hora da birra. Nasci para explorar o mundo.	Não ando. Não aponto com o dedo. Não participo das brincadeiras de imitação.	É importante me deixar explorar, mas preciso ser lembrado dos perigos. Gosto de brincar com água e areia. Estimule minha incipiente imaginação.

MINHAS PRIMEIRAS CONQUISTAS

	Desenvolvimento psicomotor	Coordenação olho-mão	Desenvolvimento da fala	Desenvolvimento socioemocional	Preste atenção se...	Como me estimular
24 meses	Subo a escada, dou marcha a ré, corro e quase não caio! Consigo me equilibrar sobre uma perna e chutar a bola com a outra.	Gosto de ajudar na hora de trocar de roupa. Posso segurar objetos muito pequenos. Sempre alerta.	Conheço umas duzentas palavras e, ocasionalmente, posso combinar algumas delas em frases curtas. Sei imitar muitos sons diferentes, embora tenha dificuldade de pronunciar algumas consoantes, por exemplo, o "s".	Sei comer com a colher. Quero assumir pequenas responsabilidades. Gosto da companhia de outras crianças, mas quase não brinco com elas: cada um por si.	Não aprendo coisas novas ou esqueço as que já aprendi. Estou muito tenso. Não me interesso pelo meu entorno. Tenho dificuldade de estabelecer vínculos com as pessoas. Caio com frequência. Aproximo muito os objetos do rosto.	Não quero esgotar sua paciência, mas tenho de fazer perguntas sem parar. Tudo me interessa! Dê asas à minha imaginação (histórias, fantoches, bonecos...). Ensine-me a fazer bolhinhas de sabão.
36 meses	Subo no escorregador, pulo degraus e ando na ponta dos pés com uma desenvoltura invejável! Ando de bicicleta. Quando você canta, interpreto a música com meu corpo.	Começo a recortar pedaços de papel com tesoura especial para minha idade. Ajudo você a pôr a mesa. Faço o desenho que me pedirem.	Já aprendi pelo menos mil palavras! Não paro de fazer perguntas. Gosto de ficar escutando os adultos conversarem. Adoro ouvir histórias uma porção de vezes.	Começo a fazer amizades. Não uso mais fraldas. Você está triste?		Brinque comigo de trava-línguas. Explique-me o significado das palavras. Vamos organizar uma festa!

Impresso na gráfica da
Pia Sociedade Filhas de São Paulo
Via Raposo Tavares, km 19,145
05577-300 - São Paulo, SP - Brasil - 2017